Schulz-Du Bois · Gohr · Rüter

Neues Entgeltsystem in Psychiatrie und Psychosomatik

Christian Schulz-Du Bois
Benjamin Gohr
Thorsten Rüter

Neues Entgeltsystem in Psychiatrie und Psychosomatik

Anleitung für die Anwendung im Klinikalltag und beim Medizincontrolling

DE GRUYTER

Dr. Christian Schulz-Du Bois
E-Mail: c.schulz-dubois@zip-kiel.de

Benjamin Gohr
E-Mail: b.gohr@zip-kiel.de

Thorsten Rüter
E-Mail: t.rueter@zip-kiel.de

Zentrum für Integrative Psychiatrie gGmbH
Niemannsweg 147
D-24105 Kiel

Das Buch enthält 11 Abbildungen und 9 Tabellen.

ISBN 978-3-11-026375-6
e-ISBN 978-3-11-026610-8

Library of Congress Cataloging-in-Publication Data

A CIP catalogue record for this book is available from the Library of Congress.

Bibliografische Information der Deutschen Nationalbibliothek

Die Deutsche Nationalbibliothek verzeichnet diese Publikation in der Deutschen
Nationalbibliografie; detaillierte bibliografische Daten sind im Internet
über http://dnb.d-nb.de abrufbar.

Satz: Beltz Bad Langensalza GmbH, Bad Langensalza
Druck: Hubert & Co. GmbH & Co. KG, Göttingen
Gedruckt auf säurefreiem Papier
Printed in Germany
www.degruyter.com

Geleitwort

Für die Psychiatrie und Psychotherapie stellt das für 2013 geplante Neue Entgeltsystem eine große Herausforderung dar.

Zum einen ist bis heute nicht klar, ob es überhaupt sinnvoll ist, die Psychiatrie mit ihren besonders häufigen chronischen Krankheitsverläufen in einem DRG-ähnlichen Entgeltsystem abzubilden, oder ob die Einführung einen der vielen verkappten Versuche der Kostenträger darstellt, die zugegebenermaßen hohen Kosten in der Psychiatrie durch die Einführung eines neuen Systems grundlegend zu begrenzen.

Zum anderen sind Diagnosen und Krankheitsverläufe, aber auch die Vielfalt der therapeutischen Strukturen in unserem Fach von so hoher Komplexität, dass die Darstellung einer leistungsbezogenen Kostenstruktur eine überaus anspruchsvolle Aufgabe ist, die weder aus dem ärztlichen, noch aus dem kaufmännischen Bereich allein geleistet werden kann.

Deswegen freue ich mich besonders, dass eine kleine interdisziplinäre Arbeitsgruppe, die wir unter der Leitung von Herrn Dr. Christian Schulz-Du Bois aus den drei Berufsgruppen Ärzte, Pflege und Verwaltung gebildet haben, um für unser Haus die Einführung des Neuen Entgeltsystems angemessen vorzubereiten, die nun vorliegende praxisorientierte Anleitung verfasst hat.

Sie stellt eine Dokumentation des Prozesses der Auseinandersetzung mit dem herausfordernden Neuen Entgeltsystem dar und gibt die wesentlichen Schritte der internen und externen Diskussion wieder. Ihr Ziel ist es, Denkanstöße und Hilfen für alle zu geben, die sich in den nächsten Jahren mit dieser Thematik beschäftigen werden.

Der Erfolg des Buchs möge wesentlich zu einer neuen patientengerechten Struktur der Psychiatrie beitragen.

Kiel, im Juni 2011   *Josef Aldenhoff*

Vorwort

Das hier vorgelegte Buch haben wir als eine praxisorientierte Anleitung für Anwender geschrieben. Die Motivation dafür war unsere eigene Auseinandersetzung mit dem Neuen Entgeltsystem, als wir das „lernende System" organisieren und anwenden sollten.

Diese Arbeit machte uns bald immer mehr Freude. Wir hoffen, dass wir mit dieser Anleitung unsere Vorgehensweise und auch unsere Spielfreude mit anderen Anwendern teilen können.

In vielen Diskussionen untereinander, aber auch mit Medizincontrollern anderer Kliniken, fanden wir verschiedene Auffassungen über die aktuelle Anwendung des Neuen Entgeltsystems. Dagegen waren erst wenige Beiträge in der Literatur zu finden.

Wir wünschen uns deshalb außerdem, dass unser Buch einen Beitrag zur aktuell immer noch sehr lebendigen Diskussion über die Anwendung und Entwicklung des Neuen Entgeltsystems liefern kann.

Unser besonderer Dank gilt den Geschäftsführern des Zentrums für Integrative Psychiatrie in Kiel, Herrn Prof. Dr. Josef Aldenhoff und Herrn Manfred Baxmann, die uns immer mit wertvollem Rat unterstützt haben. Ferner danken wir allen Mitarbeitern des ZIP für die guten Hinweise und Fragen zum Neuen Entgeltsystem.

Das Buch enthält allgemeine Erläuterungen des Neuen Entgeltsystems, Überlegungen zum Vorgehen bei der Leistungserfassung und Kodierung, konkrete Anleitungen für die Anwendung in der Klinik und Gesichtspunkte eines Leistungsvergleichs.

Kiel, im Juni 2011

Christian Schulz-Du Bois
Benjamin Gohr
Thorsten Rüter

Inhaltsverzeichnis

1 Ein neues Entgeltsystem – was kommt da auf uns zu?

Christian Schulz-Du Bois

Ein neues Gesetz

Einige Gründe für ein neues Entgeltsystem. Das Neue Entgeltsystem, welches uns in diesem Buch beschäftigt, wurde den Krankenhäusern vom Gesetzgeber vorgeschrieben. Nach der Einführung des DRG-Systems in den somatischen Krankenhäusern sollen zukünftig auch die psychiatrischen und psychosomatischen Einrichtungen mit einem einheitlichen System leistungsorientiert abrechnen.

Die Motivation des Gesetzgebers, das Gesundheitssystem zu reformieren, entstand vor allem wegen der seit Jahrzehnten ansteigenden Gesundheitsausgaben.

Die aktuellsten erhältlichen Daten bis 15 Jahre rückwärts sind in der folgenden Tabelle 1.1 für die ambulanten und die stationären / teilstationären Bereiche dargestellt. Unter den Zahlen für die gesamten Gesundheitsausgaben sind ärztliche, pflegerische und Arzneimittel-Ausgaben nochmals getrennt aufgelistet.

Der Kostenanstieg im Gesundheitswesen wird unter anderem auf einen rasch voranschreitenden medizinischen Fortschritt, ansteigende Versorgungsmöglichkeiten und -Bedürfnisse der Patienten, demographische Veränderungen einer alternden Gesellschaft und Tariflohnerhöhungen in einem personalintensiven Wirtschaftssektor zurückgeführt.

Die Neuregelungen beruhen auf politischen Vorstellungen, wonach ein leistungsorientiertes Entgeltsystem mit Wettbewerbselementen bessere Anreize für ein optimiertes Wirtschaften setzt.

Die aus dem Neuen Entgeltsystem entstehende Transparenz soll Umverteilungen der knapper werdenden Mittel für eine möglichst effektive Patientenversorgung begünstigen.

Tab. 1.1: Entwicklung der Gesundheitsausgaben in Deutschland von 1994 bis 2009, Quelle: Statistisches Bundesamt, www.destatis.de, Gesundheitsberichterstattung, www.gbe-bund.de, 2011.

Gesundheitsausgaben (Milliarden Euro)	1994	1999	2004	2009
ambulant gesamt	83,4	98,3	113,4	138,2
stationär / teilstationär gesamt	67,4	76,4	85,3	100,2
ambulant ärztlich	34,8	38,8	44,2	51,6
stationär / teilstationär ärztlich	14,5	16,7	19,3	24,1
ambulant pflegerisch	3,8	5,6	6,8	9,4
stationär / teilstationär pflegerisch	24,2	28,5	31,2	34,6
ambulant Arzneimittel	22,6	27,7	32,2	40,9
stationär / teilstationär Arzneimittel	2,4	2,6	3,1	3,8

Mit einem leistungsbezogenen Entgeltsystem erhoffen sich bisher bei der Vergütung benachteiligte Krankenhäuser eine höhere Verteilungsgerechtigkeit.

Die Ausführung im Krankenhausfinanzierungsgesetz. Die Vorgaben des Gesetzgebers wurden im Krankenhausfinanzierungsgesetz (KHG) niedergelegt, dessen erste Fassung aus dem Jahr 1972 stammt. Es regelte ursprünglich, dass die Investitionskosten der Krankenhäuser von den Bundesländern, dagegen die Betriebskosten von den Krankenkassen getragen werden.

Zu den Betriebskosten gehören vor allem die Pflegesätze und die Ausbildungskosten. In der Abrechnung nach Pflegesätzen erhält ein Krankenhaus unabhängig vom tatsächlichen Aufwand für jeden Belegungstag eines Krankenhausbetts mit einem Patienten die gleiche Summe.

Dem Gesetz wurde im Jahr 2000 der § 17b hinzugefügt. In diesem wurde den somatischen Krankenhäusern ein neues Vergütungssystem vorgeschrieben, welches auf Diagnosis Related Groups (DRGs) basierte. Das G-DRG-System (German Diagnosis Related Groups) wurde in 2003 zunächst budgetneutral eingeführt.

Für psychiatrische und psychosomatische Einrichtungen wurde im Jahr 2009 in das Krankenhausfinanzierungsgesetz (KHG) der § 17d neu eingearbeitet, der ein Neues Entgeltsystem verfügt, um welches es in diesem Buch geht.

Im Zusammenhang mit dem neuen § 17d hat es sich eingebürgert, von den psychiatrischen und psychosomatischen Einrichtungen als „17-d-Krankenhäusern" zu sprechen.

Die Vertragsparteien auf Bundesebene, also der Spitzenverband Bund der Krankenkassen, der Verband der privaten Krankenversicherung und die Deutsche Krankenhausgesellschaft, hatten nach dem neuen § 17d bis zum Jahresende 2009 die Grundstrukturen des neuen Vergütungssystems zu entwickeln.

Die Kliniken hatten ursprünglich ab dem 01.01.2010, nach einem Aufschub ab dem 01.07.2010 die Elemente des Neuen Entgeltsystems bei der Abrechnung an die Krankenkasse zu übermitteln.

Das Neue Entgeltsystem soll erstmals im Jahr 2013 budgetneutral umgesetzt werden. Daran soll sich eine 5-jährige Konvergenzphase anschließen, in welcher das bisherige Budget des jeweiligen Krankenhauses schrittweise an die Vergütung mit dem Neuen Entgeltsystem angeglichen wird.

Die wichtigsten Bestimmungen des neuen Gesetzes. Das Krankenhausfinanzierungsgesetz (KHG) entwirft in § 17d, Absatz (1) mit wenigen Worten ein höchst anspruchsvolles Entgeltsystem:

Für die Vergütung der [...] Krankenhausleistungen [...] ist ein durchgängiges, leistungsorientiertes und pauschalierendes Vergütungssystem auf der Grundlage von tagesbezogenen Entgelten einzuführen.[1]

---

[1] Quellen: Gesetze Online, www.buzer.de und Bundesministerium der Justiz, http://www.gesetze-im-internet.de

Das Neue Entgeltsystem soll nach dem Willen des Gesetzgebers durchgängig sein, also einheitlich und zusammenhängend in allen Bereichen.

Es soll leistungsorientiert sein und hierzu medizinische Leistungen in Diagnostik, Therapie und Pflege berücksichtigen. Aus der Eigenschaft „leistungsorientiert" ergeben sich erhebliche Auswirkungen für die Dokumentation in den Kliniken, welche im Kapitel „Eine neue Arbeitsweise" näher erläutert werden.

Ein pauschalierendes System soll eine einfachere Dokumentation erlauben, als etwa eine Einzelleistungserfassung.

Der entscheidende Unterschied zu den DRG-Kliniken besteht in tagesbezogenen Entgelten. In den 17-b-Häusern wird eine und dieselbe Fallpauschale für teilweise ganz verschiedene Liegezeiten abgerechnet. In psychiatrischen Fächern kann die Behandlungsdauer unvorhersehbar variieren. Deshalb geht es in psychiatrischen und psychosomatischen Einrichtungen um Tagespauschalen. Diese werden allerdings wieder in Behandlungswochen zusammengefasst kodiert.

Im § 17d, Absatz (1) wird das leistungsorientierte System näher definiert:

> Das Vergütungssystem hat den unterschiedlichen Aufwand der Behandlung bestimmter, medizinisch unterscheidbarer Patientengruppen abzubilden [...].

Beabsichtigt ist, mit dem Neuen Entgeltsystem aufwendige Behandlungen höher zu vergüten, als weniger aufwendige.

Merkmale von Patientengruppen, die geeignet sind, einen unterschiedlichen Aufwand abzubilden, werden als Kostentrenner bezeichnet. Hierfür kommen signifikante Patienteneigenschaften und charakteristische diagnostische und therapeutische Maßnahmen in Betracht.

Im Gegensatz zu den somatischen Fächern können in den psychischen Fächern mit den Diagnosen kaum Aufwände unterschieden werden. Die Krankheitsschwere, die möglichen Komplikationen und das Ansprechen auf eine Therapie sind hier innerhalb einer diagnostischen Entität zu inhomogen.

Das Krankenhausfinanzierungsgesetz schreibt in § 17d in den Absätzen (3) und (9) auch die Weiterverwendung der Psych-PV-Eingruppierungen vor:

> Es [...] ist für Einrichtungen, die die Psychiatrie-Personalverordnung anwenden, zusätzlich von den Behandlungsbereichen nach der Psychiatrie-Personalverordnung auszugehen.
>
> Zusätzlich ist [...] die tagesbezogene Einstufung [...] des Patienten in die Behandlungsbereiche [...] der Psychiatrie-Personalverordnung zu übermitteln; für die zugrunde liegende Dokumentation reicht eine Einstufung zu Beginn der Behandlung und bei jedem Wechsel des Behandlungsbereichs aus.

Mit einer tagesgenauen Eingruppierung in Psych-PV-Behandlungsbereiche kann der Schweregrad stationärer Fälle grundlegend eingeteilt werden. Die Psych-PV-Eingruppierung könnte sich daher als ein wichtiger Kostentrenner erweisen.

Und schließlich finden sich weitere wichtige Kostentrenner auch in der Leistungserfassung, die mit Operationen- und Prozedurenschlüsseln (OPS) kodiert wird. Der OPS-Katalog wird im Auftrag des Bundesministeriums für Gesundheit vom Deutschen Institut für medizinische Dokumentation und Information (DIMDI) erstellt.

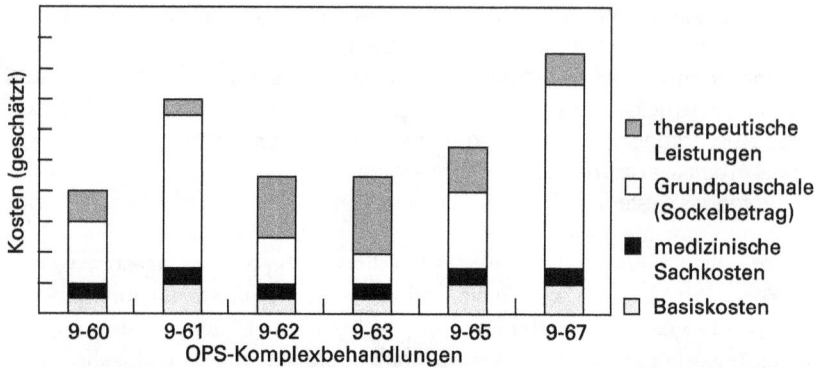

Abb. 1.1: Mögliche relative Gewichtung der therapeutischen Leistungen und der Grundpauschale (Sockelbetrag).

Wesentliche kostentrennende Eigenschaften ergeben sich aus einer Unterteilung in verschieden intensive OPS-Behandlungsbereiche. Bei der Intensivbehandlung können unterschiedlich viele Intensivmerkmale angegeben werden.

Als geeignete Elemente der psychischen Prozeduren im OPS-Katalog sind die Therapieeinheiten zu erkennen, welche einen erheblichen Teil des erbrachten Aufwands für einen Patienten beschreiben können.

Daneben können auch die Zusatzinformationen, die im Anschluss an die Komplexbehandlungen im OPS-Katalog eingetragen sind, einen erhöhten Aufwand abbilden.

Das Kalkulationshandbuch des InEK enthält zusätzliche Modelle der Betreuungsintensität, die ebenfalls kostentrennende Eigenschaften aufweisen (teilnehmende Kalkulations-Krankenhäuser erheben hiermit ihre Kosten- und Leistungsdaten, welche dem InEK bei der Entwicklung des Entgeltsystems dienen).

Um die Verunsicherung der Beteiligten in den betroffenen stationären Einrichtungen über mögliche negative Auswirkungen abzumildern, schreibt das Krankenhausfinanzierungsgesetz (KHG) eine parallel durchzuführende Evaluation der Folgen des Neuen Entgeltsystems vor:

> (8) Die Vertragsparteien [...] führen eine Begleitforschung [...] zur Veränderung der Versorgungsstrukturen und zur Qualität der Versorgung durch. [...] Erste Ergebnisse sind im Jahr 2014 zu veröffentlichen.

Vorbehalten gegenüber dem Neuen Entgeltsystem wird mit einer Bestimmung über dessen Weiterentwicklung begegnet:

> Die Vertragsparteien [...] vereinbaren [...] das Entgeltsystem, seine grundsätzlich jährliche Weiterentwicklung und Anpassung, insbesondere an medizinische Entwicklungen, Veränderungen der Versorgungsstrukturen und Kostenentwicklungen, und die Abrechnungsbestimmungen [...].

Diese Klausel hat dazu beigetragen, dass vom Neuen Entgeltsystem nach § 17d als von einem „lernenden System" die Rede ist.

In § 17d, Absatz (3) wird das DRG-Institut genannt:

> Mit der Durchführung der Entwicklungsaufgaben beauftragen die Vertragsparteien das DRG-Institut.

Beim DRG-Institut handelt es sich um das Institut für das Entgeltsystem im Krankenhaus (InEK GmbH), welches im Zusammenhang mit der Einführung der German Diagnosis Related Groups (G-DRG) von den Vertragspartnern im Jahr 2001 gegründet wurde.

Das InEK unterstützt die Vertragspartner bei der Einführung und Weiterentwicklung des DRG-Systems und seit 2009 auch des Neuen Entgeltsystems für psychiatrische und psychosomatische Einrichtungen. Besonders wichtig ist die konkrete Ausarbeitung der Gesetzesvorgaben.

Das InEK erstellt Kalkulationshandbücher zur Ermittlung von Kosten- und Leistungsdaten einer Stichprobe deutscher Krankenhäuser. Es definiert und pflegt DRG-Fallgruppen und entsprechende Fallgruppen des Neuen Entgeltsystems. Es entwickelt und pflegt Algorithmen (Definitionshandbücher) zur Entgeltermittlung im DRG-System und im Neuen Entgeltsystem.

Das Institut für das Entgeltsystem im Krankenhaus (InEK) erstellt und pflegt auch die Deutschen Kodierrichtlinien (DKR), beziehungsweise die neuen Deutschen Kodierrichtlinien für die Psychiatrie und Psychosomatik (DKR-Psych).

Welche Angaben mit der Abrechnung an die Krankenkassen übermittelt werden müssen, regelt das Krankenhausentgeltgesetz (KHEntgG) in § 21, Absatz (2), 2., f):

> Haupt- und Nebendiagnosen sowie Datum und Art der durchgeführten Operationen und Prozeduren nach den jeweils gültigen Fassungen der Schlüssel [...].

Die Berechnung der Entgelte. Ähnlich wie im § 17b, welcher das DRG-System gesetzlich verordnete, wird auch im § 17d, Absatz (1) auf Elemente einer Fallpauschale eingegangen:

> Die Bewertungsrelationen sind als Relativgewichte zu definieren.

Eine Bewertungsrelation, beziehungsweise ein Relativgewicht ist ein wichtiger Bestandteil zur Berechnung einer Fallpauschale im DRG-System. Um die Bedeutung des Relativgewichts im § 17d verstehen zu können, sollten zuerst die Fallpauschale und der Basisfallwert erklärt sein.

Eine DRG-Fallpauschale ist die pauschale Vergütung für eine stationäre Behandlung eines Patienten. Sie wird berechnet, indem ein Basisfallwert mit einem Relativgewicht multipliziert wird.

Der Basisfallwert ist dabei ein einheitlicher Zahlbetrag für jeden DRG-Krankenhausfall.

Das Relativgewicht gewichtet also unterschiedlich aufwendige Fälle. Mathematisch ist es ein Parameter, der als Faktor den Basisfallwert beeinflusst.

Die Begriffe Bewertungsrelationen und Relativgewichte werden in der Literatur synonym verwendet. Möglicherweise ist im Gesetzestext die Bewertungsrelation als ein spezifischer Begriff innerhalb des Neuen Entgeltsystems gemeint, der mit dem allgemeiner verstandenen Begriff Relativgewicht erläutert wird.

Im § 17b, welcher die Einführung des DRG-Systems für die somatischen Krankenhäuser vorschrieb, werden die zentralen Begriffe Fallpauschale, Basisfallwert und Relativgewicht verwendet, ohne sie vorher zu definieren. Der Gesetzgeber scheint davon ausgegangen zu sein, dass die Bedeutungen eindeutig sind und außerdem aus der Verwendung in den Vorbildländern des DRG-Systems hervorgehen.

Im § 17d kommen die Begriffe Fallpauschale und Basisfallwert gar nicht vor.

Wenn im Gesetz allerdings von Bewertungsrelationen die Rede ist, dann müsste es eigentlich auch einen Basisfallwert geben, welcher mit einer Bewertungsrelation multipliziert wird. Doch der entscheidende Unterschied zum somatischen Bereich ist gerade, dass es keine pauschale Vergütung über den Gesamtfall, also keine Fallpauschale gibt.

Eine logische Entsprechung für die Fallpauschale, den Basisfallwert und das Relativgewicht des DRG-Systems findet sich im Neuen Entgeltsystem des § 17d nur ähnlich und sinngemäß.

Am ehesten könnte die Fallpauschale des DRG-Systems aus dem § 17b noch einer tagesbezogenen Pauschale, beziehungsweise einer Behandlungstages-Pauschale im Neuen Entgeltsystem des § 17d entsprechen.

Wie kommen wir auf einen Tagesbezug? Die Vergütung eines Behandlungsfalles in einer psychiatrischen oder psychosomatischen Einrichtung errechnet sich aus der Summe der Behandlungswochen-Pauschalen, welche sich wiederum komplex aus der Summe der Grundpauschalen, der berufsgruppenspezifischen Therapieeinheiten und der Zusatzinformationen einer Behandlungswoche zusammensetzen.

Die Operationen- und Prozedurenschlüssel (OPS) beziehen sich zwar immer auf eine Behandlungswoche. Die medizinischen Leistungen werden also immer pro Behandlungswoche aufsummiert. Doch eine Behandlungswoche kann, etwa bei einem Wechsel des Behandlungsbereichs, auch kürzer als sieben Tage dauern. Somit ist die Grundeinheit, auf die sich die Summe der Leistungen bezieht, immer ein Tag.

Aufgrund des Tagesbezuges müsste es einen Tages-Basisfallwert geben, oder die Bewertungsrelationen müssten für jeden Behandlungstag gebildet, aufsummiert und durch die Anzahl der Behandlungstage geteilt werden. Dann könnte entsprechend zum DRG-Bereich verfahren werden.

Dem Basisfallwert könnte also im Neuen Entgeltsystem analog eine normierte Tages-Pauschale entsprechen, aber vorstellbar wäre auch die Entsprechung in einem Basiswert einer Therapieeinheit.

Relativgewichte könnten sich durch die Einteilung in unterschiedlich intensive Behandlungsbereiche innerhalb der Operationen- und Prozedurenschlüssel (OPS) ergeben. Ein jeweils unterschiedliches Relativgewicht könnten auch Zusatzinformationen in den OPS auslösen. Auch die Psych-PV muss tagesaktuell für jeden Patienten eingruppiert werden und könnte möglicherweise das Relativgewicht beeinflussen.

Neben Diagnosen (ICD-10-GM) müssen auch Operationen- und Prozeduren (OPS) nach den Deutschen Kodierrichtlinien (DKR) verschlüsselt werden. Die OPS für Psychiatrie und Psychosomatik wurden zum Teil von den Fachgesellschaften mitentwickelt.

Über die entscheidenden Abrechnungs-Variablen findet sich allerdings weder im Gesetzestext, noch in den psychischen Operationen- und Prozedurenschlüsseln (OPS) eine konkrete Aussage, wahrscheinlich, weil die Abrechnungsvariablen und die benötigten Berechnungen noch nicht ausgestaltet wurden.

Wie die Entgelte also tatsächlich aus den zur Abrechnung angegeben Daten ermittelt werden, muss erst noch vom Institut für das Entgeltsystem im Krankenhaus (InEK) ausgestaltet werden.

Das InEK entwickelt die Bewertungsrelationen für das pauschalierende Entgeltsystem für psychiatrische und psychosomatische Leistungen mit den Kosten- und Leistungsdaten einer Stichprobe deutscher Krankenhäuser. Die Daten werden anhand der Vorschriften des Kalkulationshandbuches des InEK einheitlich ermittelt.

Aber auch Fallpauschalen könnten durch die Einbeziehung anderer Entgeltformen laut Prüfauftrag im Gesetz theoretisch noch eingeführt werden.

Andere Einflüsse auf die Höhe des Entgelts. Die DRG-Basisfallwerte sind in den Bundesländern nicht einheitlich. Laut Krankenhausentgeltgesetz (KHEntgG) § 10, Absatz (8) sollen sie jedoch vereinheitlicht werden:

Jeweils zum 1. Januar der Jahre 2010 bis 2014 werden die Landesbasisfallwerte in fünf gleichen Schritten in Richtung auf den einheitlichen Basisfallwertkorridor angeglichen. [...]

Für das Neue Entgeltsystem nach dem Krankenhausfinanzierungsgesetz, § 17d, Absatz (1) ist bestimmt:

Die Definition der Entgelte und ihre Bewertungsrelationen sind bundeseinheitlich festzulegen. [...]

Mit welchen absoluten Beträgen die Krankenhausleistungen schließlich tatsächlich vergütet werden, hängt auch vom Budget ab, welches im Gesundheitssystem für die Krankenhausbehandlung vorgesehen ist. Dies ist im Krankenhausentgeltgesetz (KHEntgG) in § 4 geregelt:

(2) Das Erlösbudget wird leistungsorientiert ermittelt, indem für die voraussichtlich zu erbringenden Leistungen Art und Menge der Entgelte [...] mit der jeweils maßgeblichen Entgelthöhe multipliziert werden. [...]

(5) Die Vertragsparteien nach § 11 sind an das Erlösbudget gebunden. Auf Verlangen einer Vertragspartei ist bei wesentlichen Änderungen der der Vereinbarung des Erlösbudgets zu Grunde gelegten Annahmen das Erlösbudget für das laufende Kalenderjahr neu zu vereinbaren. [...]

Wie im DRG-System soll es im Neuen Entgeltsystem für psychiatrische und psychosomatische Einrichtungen auch Zusatzentgelte geben. Hierüber steht in § 17d, Absatz (2):

Soweit dies zur Ergänzung der Entgelte in eng begrenzten Ausnahmefällen erforderlich ist, können die Vertragsparteien [...] Zusatzentgelte und deren Höhe vereinbaren. [...]

> [...] Regelungen für Zu- und Abschläge sowie [...] zur Prüfung von außerordent-
> lichen Untersuchungs- und Behandlungsabläufen mit extrem hohen Kostenunter-
> deckungen gelten entsprechend. [...]

Einige Zusatzentgelte sind im Operationen- und Prozedurenschlüssel (OPS) möglicherweise bereits in Form der Zusatzinformationen eingearbeitet worden. Solche Zusatzinformationen sind beispielsweise für besonders intensive Krisen- und Einzelbetreu-
ungen und für die Mutter-Kind-Behandlung vorgesehen.

Auch für die Elektrokonvulsionstherapie (EKT) und für besonders aufwendige geron-
topsychiatrische Behandlungen kämen vielleicht eigene OPS oder Zusatzinformationen, beziehungsweise Zusatzentgelte in Frage.

Bislang waren im Pflegesatz einer psychiatrischen oder psychosomatischen Klinik
auch somatische Untersuchungen und Behandlungen enthalten, selbst wenn sie sehr
kostenintensiv waren. In welcher Weise zukünftig nach dem Neuen Entgeltsystem somatische Leistungen vergütet werden sollen, ist im Gesetzestext nicht erklärt.

Denkbar wäre, dass die Kosten für somatische Maßnahmen vom Gesamterlös ge-
deckt werden müssen. Dies würde aber einer leistungsbezogenen Kalkulation die
Grundlage entziehen. Kein stationärer psychiatrischer oder psychosomatischer Fall
wäre dann noch kalkulierbar.

Eine andere Möglichkeit wäre, dass eine somatische Diagnostik und Therapie wie
im DRG-System auf die Diagnose bezogen die Relativgewichte der psychischen Wo-
chenpauschalen erhöht. Auch eine solche Kalkulation wäre aber kaum einschätzbar,
da eine Vergütung somatischer Maßnahmen dann je nach Höhe der psychischen Wo-
chenpauschale ganz unterschiedlich ausfallen würde.

In Frage käme daher auch eine Abrechnung somatischer Maßnahmen als ganz eigen-
ständige somatische DRG-Fallpauschale zusätzlich zur Abrechnung mit dem Neuen
Entgeltsystem. Auf diese Weise könnten somatisch-medizinische Leistungen erbracht
und vergütet werden, ohne die psychisch-medizinischen Leistungen unter Umständen
einfach aufzuheben.

Auf eine dann erforderliche Abrechnung zusätzlich nach dem DRG-System dürften
allerdings nicht alle psychiatrischen oder psychosomatischen Einrichtungen vorbereitet
sein.

Möglicherweise könnten eine besonders teure somatische Diagnostik, wie etwa eine
Bildgebung oder eine Liquorpunktion, und eine aufwendige somatische Therapie, beispielsweise eine Antibiotika-Therapie oder eine konsiliarische Wundversorgung, auch
als Zusatzentgelte definiert und vergütet werden. Hierfür müssten jedoch vermutlich
sehr viele Zusatzentgelte definiert werden.

Schließlich ist auch ein Abrechnungsmodus vorstellbar, bei welchem in psychiatrischen oder psychosomatischen Einrichtungen durchgeführte somatische Maßnahmen
ähnlich wie ambulant erbrachte Leistungen mit einer Überweisung beauftragt und
dann vom Erbringer mit der Krankenkasse abgerechnet würden. Diese Leistungen
müssten dann den stationären Budgets zugerechnet werden.

sonstige Einrichtungen und
private Haushalte 3,0 %   Sonstige¹ 2,3 %

Investitionen 3,7 %

Verwaltung 5,9%

ambulante Einrichtungen
48,4 %

stationäre/teilstationäre
Einrichtungen 36,8 %

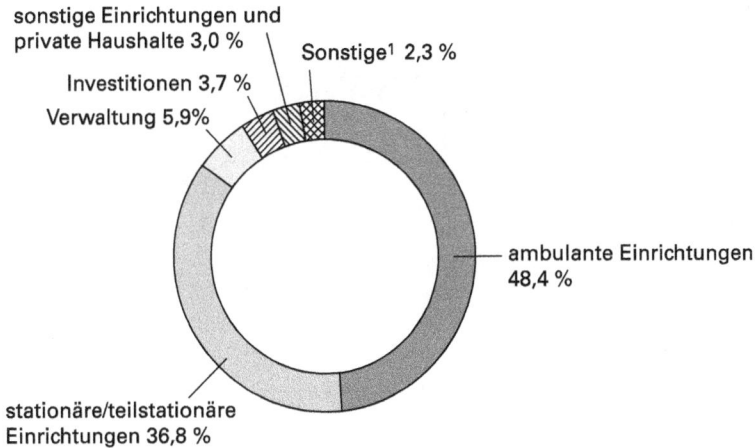

¹ Gesundheitsschutz, Rettungsdienst, Ausland

Abb. 1.2: Gesundheitsausgaben im Jahr 2006 nach Einrichtungen, Quelle: Gesundheitsbericht-erstattung des Bundes, Themenheft 45, http://www.gbe-bund.de, 2009.

Eine neue Arbeitsweise

Wachsende Bedeutung ökonomischer Aspekte. Im Wirtschaftssektor Gesundheitssystem stehen die stationären Einrichtungen unter kritischer Beobachtung der Kostenträger und der Öffentlichkeit. Stationäre Behandlungen sind besonders kostenintensive medizinische Leistungen.

Die ambulanten Einrichtungen umfassten im Jahr 2006 in absoluten Zahlen 120,1 Milliarden Euro, die stationären / teilstationären Einrichtungen gesamt 89,9 Milliarden Euro, darin die Krankenhäuser 63,7 Milliarden Euro.

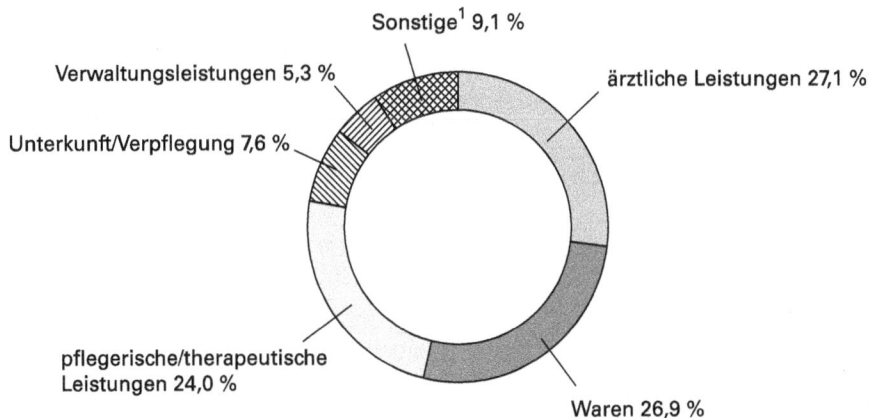

Sonstige¹ 9,1 %

Verwaltungsleistungen 5,3 %

ärztliche Leistungen 27,1 %

Unterkunft/Verpflegung 7,6 %

pflegerische/therapeutische
Leistungen 24,0 %

Waren 26,9 %

¹ Prävention/Gesundheitsschutz, Transporte, Investitionen

Abb. 1.3: Gesundheitsausgaben im Jahr 2006 nach Leistungsarten, Quelle: Gesundheitsbericht-erstattung des Bundes, Themenheft 45, http://www.gbe-bund.de, 2009.

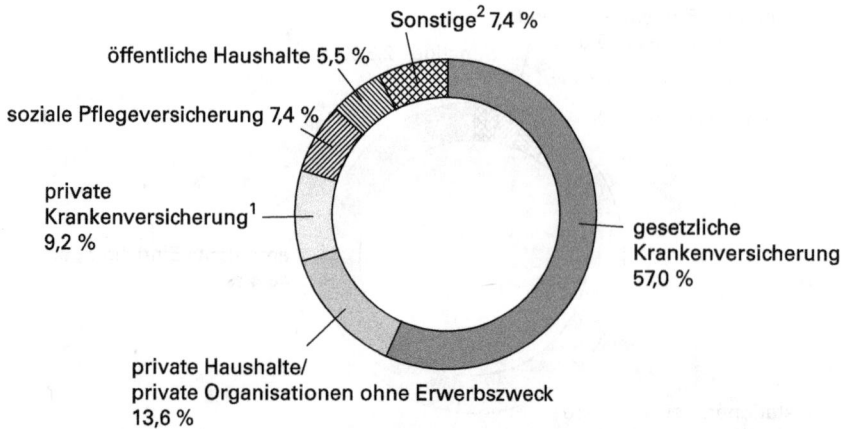

Abb. 1.4: Gesundheitsausgaben im Jahr 2006 nach Ausgabenträgern, Quelle: Gesundheitsbericht-erstattung des Bundes, Themenheft 45, http://www.gbe-bund.de, 2009.

Ärztliche Leistungen betrugen in 2006 in absoluten Zahlen 66,2 Milliarden Euro, pflegerische / therapeutische Leistungen 58,8 Milliarden Euro, hierunter pflegerische Leistungen 45,2 Milliarden Euro. Von den Waren machten Arzneimittel mit 60 % absolut 39,6 Milliarden Euro aus. Kosten für Unterkunft und Verpflegung bei stationären Aufenthalten verursachten in 2006 gut 7,6 % der Gesundheitsausgaben, das entsprach 18,5 Milliarden Euro.

Nicht in diesen Übersichten enthalten sind Einkommensleistungen von 59,3 Milliarden Euro und 15,5 Milliarden Euro zum Ausgleich krankheitsbedingter Folgen.
Bereits 1988 wurde im Sozialgesetzbuch in § 12 das Wirtschaftlichkeitsgebot verankert:

(1) Die Leistungen müssen ausreichend, zweckmäßig und wirtschaftlich sein; sie dürfen das Maß des Notwendigen nicht überschreiten.

Dennoch wuchsen in den letzten Jahren die Kosten im Gesundheitssystem schneller, als das Bruttoinlandsprodukt (BIP), bei insgesamt nur geringem Wirtschaftswachstum.

In einer älter werdenden Gesellschaft Deutschlands, die zunehmend mehr kranke und pflegebedürftige Menschen enthält, dagegen eine abnehmende Zahl von Menschen, die in die Sozialsysteme einzahlen, wächst der Druck auf das Gesundheitssystem, Kosten zu sparen.

Die Krankenhäuser werden deshalb als problematischer Kostenfaktor, ihr großer Anteil an den Gesundheitsausgaben als Sparpotential betrachtet. Ein wesentlicher Trend der Gesundheitspolitik ist daher, medizinische Leistungen aus dem teuren stationären Bereich in den ambulanten Sektor zu verschieben.

Hierdurch stehen neben der Einsparung vergleichsweise geringer Kosten für Unterkunft und Verpflegung vor allem Einsparungen für pflegerische Leistungen in Aussicht.

Durch verbesserte Organisation und Synergie-Effekte sollen hochwertige bauliche, apparative und personelle Ausstattungen effizienter ausgenutzt werden.

Die im Krankenhaus ebenfalls konzentrierten ärztlichen und therapeutischen Leistungen können jedoch nicht ohne weiteres ohne qualitative und quantitative Einbußen eingespart werden, oder sie müssten in äquivalenter Ausstattung in den ambulanten Sektor übertragen werden.

Im ambulanten Bereich ist, zumindest im Bereich der Psychiatrie und Psychotherapie, jedoch seit Jahren ein gegensätzlicher Trend zu einer Auszehrung zu beobachten. Deshalb wachsen gegenwärtig viele Psychiatrische Institutsambulanzen überproportional.

Bezüglich der gesundheitlichen Situation der Bevölkerung und ihres gesundheitlichen Versorgungsbedarfs kommt es zukünftig möglicherweise immer mehr auf die Verteilung der verfügbaren Ressourcen im Gesundheitswesen an.

Auch aus unternehmerischer Perspektive wird das Gesundheitswesen mit seinem Wachstums- und Beschäftigungspotenzial zunehmend als Wirtschaftssektor betrachtet. Wahrscheinlich kommt es zu einer weiteren Marktbereinigung im Krankenhausbereich und zu einer Zunahme der privaten Trägerschaft.

Leistungstransparenz. Früher konnten Leistungserbringer im Gesundheitssystem zugelassen werden, ohne dass die Qualität und die Menge der erbrachten Leistungen geprüft wurde.

Mit dem DRG-System und mit dem Neuen Entgeltsystem in Psychiatrie und Psychosomatik ist beabsichtigt, die Erbringung medizinischer Leistungen transparenter zu machen, um Leistungsorientierung und Wettbewerb zu fördern. Leistungsplanung und Leistungssteuerung sollen zu einem bedarfsgerechteren und effizienteren Ressourceneinsatz im stationären Sektor beitragen.

Hierzu müssen Arbeitsprozesse sichtbar gemacht werden, insbesondere auch durch eine Leistungserfassung. Hierfür wurden viele Leistungsmerkmale festgelegt, die gleichzeitig zu einer Verdichtung sachlicher Leistungen geführt haben.

Dies ist im medizinischen und pflegerischen Berufsfeld allerdings nicht ohne tiefe Einschnitte möglich, da viele menschliche und helfende Handlungen am Patienten nicht in Erfolgskriterien messbar sind. Für eine sinnvolle Leistungserfassung im Gesundheitssystem ist es neben der quantitativen Erfassung von medizinischen und pflegerischen Maßnahmen auch notwendig, patientenzentrierte Handlungen zu erfassen.

Eine Leistungsdokumentation erfordert erneut eine Umverteilung eines Teils der Arbeitszeit von der Patientenversorgung zur Dokumentationstätigkeit.

Eine kontinuierliche Straffung von Geschäftsprozessen im Krankenhaus auf der Basis einer Kosten- und Leistungsrechnung erfordert auch eine sehr viel engere und vertrauensvollere Zusammenarbeit von Management und ärztlichem und pflegerischem Dienst.

Eine verbesserte Leistungstransparenz könnte auch zu einer partnerschaftlichen Patientenbeziehung beitragen. Struktur- und Leistungsdaten, Behandlungs- und Fallzahlen und Behandlungsspektrum eines Krankenhauses können für den Kunden im Gesundheitswesen hilfreiche Informationen sein. Sie könnte auch zur sinnvollen Verteilung von Ressourcen beitragen. Qualität und Verbesserungspotentiale können leichter erkannt werden.

Dokumentation. Das Neue Entgeltsystem hat auf die tägliche Arbeit konkrete und spürbare Auswirkungen, weil jeder medizinische Mitarbeiter einer zusätzlichen Dokumentationspflicht unterliegt.

Bisher ist im stationären Bereich eine inhaltliche Dokumentation notwendig, welche es ermöglicht, die wichtigsten Informationen über einen Patienten und den Therapieverlauf abzurufen. Neben medizinischen Informationen werden auch rechtlich wichtige Einzelheiten niedergelegt, etwa um zu dokumentieren, dass einer Aufklärungspflicht nachgekommen wurde, oder um die Durchführung erlösrelevanter Maßnahmen gegenüber dem Kostenträger zu belegen.

Die pflegerische Dokumentation beinhaltet die Patientenkurve für Vitalparameter, Medikationsverlauf, Untersuchungen und Therapien, Formblätter für pflegerische Maßnahmen und Blätter für den Schichtbericht.

Ärztlich dokumentiert werden die Aufnahmeuntersuchung, Therapieplanung, Untersuchungsbefunde, Verlaufsbefunde und der Abschlussbericht. Auch von den Spezialtherapeuten, z. B. Krankengymnasten und Ergotherapeuten, und den Sozialpädagogen werden Befunde und Berichte angelegt.

Das Neue Entgeltsystem verlangt nun für jede für die Abrechnung relevante medizinische Leistung eine Leistungserfassung. Was nicht dokumentiert wurde, wird nicht vergütet. Auch eine zu spät nachgelieferte Dokumentation entgeht der Abrechnung.

Somit ist während der stationären Arbeit, die nicht immer einen geregelten Ablauf aufweist, eine Leistungserfassung parallel mitzuführen. Bei jeder Maßnahme muss also die Leistungserfassung mitgedacht werden.

Obwohl die im Gesetz beabsichtigte Pauschalierung zu einer möglichst einfachen Leistungserfassung beitragen sollte, verbleiben dennoch viele detaillierte Erfassungsregeln. Die Dokumentation erreicht durch die ausführlichen Pauschalierungs- und Kodierungsregeln zudem einen hohen Komplexitätsgrad.

Dass die Dokumentation auch einen beträchtlichen Anteil der Arbeitszeit eines Arztes beansprucht, wurde mit den Ergebnissen einer Untersuchung des Deutschen Krankenhausinstituts aus dem Jahr 2003 deutlich. Die Daten wurden vor der Einführung des DRG-Systems erhoben.

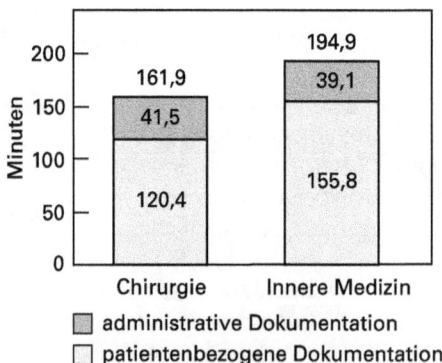

Abb. 1.5: Dokumentationsaufwand für die patientenbezogene und die administrative Dokumentation in Chirurgie und Innerer Medizin pro Tag für einen Arzt in 2003, Quelle: Deutsches Ärzteblatt, www.aerzteblatt.de, 2003.

Nach eigenen Schätzungen und Simulationen kommen für die Dokumentation der Leistungen nach dem Neuen Entgeltsystem etwa 30 Minuten pro Tag und für eine eigenhändige Kodierung durch den zuständigen Arzt 30 Minuten pro Tag zusammen.

Die gestiegenen Anforderungen an eine detaillierte Dokumentation einschließlich der Leistungen erfordert auch eine dafür geeignete technische Ausstattung. Nicht jede Kliniksoftware bot bereits mit Einführung des Neuen Entgeltsystems Module für die vorgeschriebene Leistungserfassung und Kodierung. Auch die Schulung der medizinischen Mitarbeiter an der neuen Software erforderte einen hohen Aufwand.

Möglicherweise werden durch das Neue Entgeltsystem auch ganz neue Anforderungen an die Computer-Hardware gestellt. Eine unmittelbare Dokumentation der medizinischen Leistungen ist am besten gewährleistet an einem standortgebundenen Arbeitsplatz, an welchem ein Computer aufgestellt ist. Doch dies ist im stationären Arbeitsablauf nur selten erfüllt.

Um eine Zwischendokumentation zu vermeiden, wäre daher eine Ausstattung des medizinischen Personals mit tragbaren und funkvernetzten Computern notwendig, die aber bislang noch nicht etabliert ist.

Bauteile des Neuen Entgeltsystems. Die gesetzlichen Rahmenbedingungen des § 17d mussten zuletzt aber auch noch ausgestaltet werden. Hieran waren die Vertragsparteien, verschiedene Fachgesellschaften und Arbeitsgruppen und das DIMDI und das InEK beteiligt.

Das Deutsche Institut für Medizinische Dokumentation und Information (DIMDI, www.dimdi.de) koordinierte die Vorbereitungen und erstellte einen Katalog neuer psychiatrischer und psychosomatischer Operationen- und Prozedurenschlüssel (OPS). Dies ist das wichtigste Instrument zur Erfassung medizinischer Leistungen.

Das Institut für das Entgeltsystem im Krankenhaus (InEK, www.g-drg.de) gestaltete die Deutschen Kodierrichtlinien (DKR) und die Psych-PV-Eingruppierungsempfehlungen für das Neue Entgeltsystem. Letztere beziehen sich auf die Verordnung über Maßstäbe und Grundsätze für den Personalbedarf in der stationären Psychiatrie (Psychiatrie-Personalverordnung, Psych-PV).

Das InEK erstellte auch die Kalkulationshandbücher, welche die Regeln für eine Erhebung von Wirtschaftsdaten aus freiwillig als Kalkulationshäuser mitwirkenden Krankenhäusern enthalten. Aus diesen Daten wird das InEK in 2012 die Algorithmen für die Bewertungsrelationen der wichtigsten Größen der Entgeltberechnung erstellen.

Beim DIMDI wird auch die International Classification of Diseases, 10. Revision, German Modification, Version 2011 (ICD-10-GM) gepflegt. Hieraus werden die Diagnosen entnommen, die nach den Kodierrichtlinien für das Neue Entgeltsystem kodiert werden.

Die Elemente des Neuen Entgeltsystems müssen in die Arbeitsabläufe der Krankenhäuser integriert werden. Teilweise müssen sie ganz neu erlernt werden. Sie werden weiter unten ausführlich besprochen.

Strukturelle Veränderungen in der Klinik. Das Neue Entgeltsystem bringt einige Elemente mit, die geeignet sind, strukturelle Veränderungen in den psychiatrischen und psychosomatischen Kliniken selbst anzustoßen. Die Herausforderung, sich an ein neues Entgeltsystem organisatorisch anzupassen, ist allerdings sehr hoch und erfordert eine sehr motivierte und flexible Belegschaft.

Das Neue Entgeltsystem ist darauf angelegt, Leistungsanreize zu setzen und den Wettbewerb zu fördern. Eine sinnvolle Anpassung der Abläufe in den Kliniken ist daher eine adäquate Reaktion auf die Vorgaben.

Für Veränderungen an ausschlaggebenden Stellen spricht auch, dass damit möglicherweise eine besser abrechenbare Leistungsstruktur eingerichtet werden könnte. Wenn dadurch eine günstigere Gesamtvergütung erwirtschaftet werden könnte, sorgte die hiermit erreichte Stabilisierung des Betriebs indirekt auch für eine bessere Patientenversorgung.

Dagegen spricht, dass eine Umstrukturierung funktionierender Bereiche innerhalb eines neuen Systems, das erst wenig durchschaubar ist, letztlich ungünstige Effekte verursachen könnte.

Eine Umorganisation könnte gut funktionierende Betriebsteile verunsichern oder einschränken und damit erst recht weniger Leistungen für die Abrechnung zustande kommen lassen.

Problematisch könnte sich auswirken, wenn Revisionen des Entgeltsystems wiederholte Anpassungen, vielleicht sogar Rücksprünge zu früheren Vorgehensweisen, auslösen würde.

Prinzipielle Erwägungen könnten dafür sprechen, dass man nicht versuchen sollte, eine Klinik an Abrechnungsgegebenheiten anzupassen, und dass ein solches Vorgehen auch ungerechtfertigtes Upcoding darstellen könnte.

Das wohl prägendste Element des Neuen Entgeltsystems ist die im Operationen- und Prozeduren-Schlüssel (OPS) systematisch realisierte Therapieeinheit, eine Abrechnungs-Zeiteinheit von 25 Minuten. Diese wird auf Therapiegespräche und Gruppentherapien aller medizinischen Berufsgruppen angewendet. Sie entspricht überwiegend einem natürlichen Zeitgefühl für Gesprächsdauern und kann sinnvoll in Kalender eingebaut werden.

Die pauschale Anwendung der 25-Minuten-Taktung erfordert, dass beispielsweise 45 Minuten dauernde Therapien hinterfragt werden, da hiervon 20 Minuten finanziell nicht lukrativ wären. Theoretisch ist zwar auch denkbar, dass die Taktung nur als eine pauschale Mess-Schablone über jeweils bestehende Therapiedauern gelegt werden sollte. Dennoch ist die Anwendung einer 25-minütigen Therapiedauer am wirtschaftlichsten, dagegen die Durchführung 45-minütiger Maßnahmen unwirtschaftlicher.

Insbesondere ist erwägenswert, planbare Therapien, wie etwa Psychotherapien oder therapeutische Gruppen, an die im OPS vorgegebene Therapie-Zeittaktung anzupassen. Nicht beabsichtigt und nicht statthaft ist sicherlich, Gespräche nach der Uhr zu unterbrechen, um die Taktung erfüllen zu können.

Die zweite maßgeblich strukturierende Vorgabe betrifft die Gruppengrößen. In der ersten Ausgabe des OPS waren alle Gruppen auf maximal neun Patienten begrenzt, eine für Patienten und Therapeuten sinnvolle Gruppenmaximalgröße. In der Revision des OPS für 2011 sind drei Gruppengrößen vorgesehen, welche unterschiedlich wertig abgerechnet werden können. Für Gruppenpsychotherapien ab 13 Teilnehmern wird ein zweiter ärztlicher oder psychologischer Gruppentherapeut verlangt.

Eine strukturierende Wirkung könnte ebenfalls vom OPS-Schlüssel für einen erhöhten Betreuungsaufwand (1 : 1-Betreuung) ausgehen. Hiermit können Betreuungsleistungen für Patienten, die wegen akuter Eigen- oder Selbstgefährdung intensiv betreut werden müssen, dargestellt werden.

Eine positive Wirkung dieser Abrechnungsmöglichkeit, wenn sie vom InEK für die Abrechnungsalgorithmen auch mindestens kostendeckend berücksichtigt wird, könnte sein, dass genug Personal vorgehalten werden kann, um noch mehr als bisher Fixierungen zu vermeiden oder Patienten wenigstens in der Fixierung zu betreuen.

Entscheidend für eine Klinik ist auch hierbei die Dokumentationstreue der durchführenden Mitarbeiter, die eine möglichst förderliche organisatorische und technische Ausstattung voraussetzt.

Eine neue Chance

Leistung sichtbar machen. Auch wenn die grundlegenden Veränderungen, die mit einem vollkommen neuen Entgeltsystem auf die psychiatrischen und psychosomatischen Krankenhäuser zukommen, überwiegend einem steigenden Kostendruck im Gesundheitssystem geschuldet sind, sind die Möglichkeiten eines Leistungsnachweises doch auch als eine wertvolle Chance zu verstehen, die einzigartigen Leistungen der stationären Einrichtungen adäquat darzustellen.

Die Akzeptanz von Kosten für erbrachte Dienstleistungen ist wesentlich geringer, als für gegenständliche Produkte. Das Ergebnis von Dienstleistungen ist meistens nicht sichtbar. Eine weitere Produktivitätssteigerung, eine weitere Mobilisierung von Optimierungsreserven und die Innovationsfähigkeit sind dabei begrenzt.

Um diese Nachteile aufzuwiegen, können Möglichkeiten zur Sichtbarmachung der Leistungen entscheidend werden. Die Qualifizierung des professionellen Dienstleisters sollte sichtbar gemacht werden, und eine erbrachte Dienstleistung muss der richtigen Person zugeschrieben werden können. Kundenerwartungen sollten erfasst und erfüllt werden. Arbeitsergebnisse sollten messbar gemacht werden, um sie vergleichbar und ökonomisch bewertbar zu machen.

Somit können die nachgewiesenen medizinischen Leistungen nicht nur als Sparargument, sondern auch als Nutzenrechtfertigung des stationären Sektors im Gesundheitssystem dienen. Die medizinischen Berufe können ihre in hoher Qualität und Quantität erbrachten Leistungen auch beweisen.

Auch eine politische Unterstützung für sozioökonomisch bedeutsame Dienstleistungen ist damit vielleicht besser zu erlangen.

2 Leistungserfassung und Kodierung

Benjamin Gohr

Wie lange brauche ich für die Leistungserfassung?

Passend zu einem pauschalierenden Entgeltsystem würden wir hier gerne eine pauschale Antwort geben. Das ist aber nicht so leicht und auch nicht suffizient. Wie lange Sie tatsächlich für die Erfassung Ihrer erbrachten Leistungen benötigen, hängt von diversen Faktoren ab. Tragen Sie immer ein kleines Formular mit sich, in das Sie bei Bedarf einmal schnell etwas notieren, so beträgt die Zeit wohl nur einige Sekunden. Müssen Sie allerdings erst in Ihr Büro oder das Stationszimmer gehen, um an die Unterlagen zu gelangen, so werden aus wenigen Sekunden schnell ein paar Minuten. Auch die digitale/virtuelle Variante ist nicht immer zielführend und hilfreich.

Im nächsten Abschnitt widmen wir uns den unterschiedlichen Erfassungsmöglichkeiten – jedoch soll hier bereits gesagt werden, dass das Entsperren des Computers, das Öffnen des Krankenhaus-Informations-Systems (KIS), das Suchen der Patientenakte und das Erfassen der Leistung auch gern fünf Minuten (oder länger, je nach Server-Kapazität und Netzwerkverbindung) in Anspruch nehmen kann.

Welche Technik hilft mir?

Dieses Kapitel hätte auch die wunderbare Überschrift tragen können „Vom Bleistift zum iPad". Natürlich gibt es auch zu Zwecken der Leistungserfassung und Abrechnung viele unterschiedliche Möglichkeiten. In einem Teil der psychiatrischen und psychosomatischen Kliniken werden die Leistungen per Papierformular erfasst und dann in ein KIS übertragen, in anderen Häusern läuft dies bereits komplett digital. Beide Varianten besitzen ihre Vorzüge und Schwächen. Wir veranschaulichen dies anhand der Beschreibung eines typischen Ablaufs.

Papiervariante. Nachdem der Mitarbeiter eine Leistung erbracht hat, muss er diese in ein Papierformular eintragen. Dieses Formular muss nun zentral von Angestellten in ein KIS übertragen werden. Der Weg dorthin benötigt bereits bestenfalls einen Tag – wenn die Mitarbeiter ihre Bögen nicht direkt dort abgeben. Dieser Zeitverzug kann tatsächlich einmal Geld kosten. Nämlich dann, wenn es wirklich auf jede dokumentierte Leistung ankommt, das Medizincontrolling aber den Fall bereits abgeschlossen hat. Und ob es für eine Therapieeinheit tatsächlich ökonomisch ist, eine Rechnung zu stornieren und neu zu schreiben, wird die Zeit zeigen. Vermutlich wird dies jedoch nicht der Fall sein. Abgesehen von diesen indirekten Kosten (hier also nicht erbrachtem Entgelt) müssen die Mitarbeiter auch bezahlt werden, die die Daten vom Papierformular in das verfügbare KIS übertragen.

Der leistungserbringende Mitarbeiter erfährt auf diesem Wege nicht, ob seine Eintragungen überhaupt valide, d. h. gültig waren, oder ob das ganze Formular auf Grund einer Fehl- oder Mangeleintragung im Datenmüll landet. Hier ist darauf hinzuweisen, dass es keinen Spaß macht, nicht nur den Nachnamen, sondern auch den Vornamen und das Geburtsdatum aufschreiben zu müssen (oder sogar zusätzlich die Fallnummer). Je mehr Schreibarbeit vom leistungserbringenden Kollegen verlangt wird, desto eher wird „vergessen", Leistungen zu dokumentieren.

Digitale Variante. Im Gegensatz zur manuellen Methode können die Mitarbeiter hier keine Fehler beim Eintragen der Daten machen. Das KIS wird ihnen mitteilen, wenn eine Eintragung ungültig ist und das Speichern nicht zulassen (zumindest kann man das von einem KIS erwarten). Weiterhin erkennt der Mitarbeiter sofort, dass seine erbrachten Leistungen im System vorhanden sind und kann sich sicher sein, dass sie zu Abrechnungszwecken mit angerechnet werden. Hier wird also der Weg vom Papier zum KIS gespart. Aber auch hier wird gerne eine Eintragung vergessen – es dauert schließlich, bis der Computer soweit ist, dass ich meine Daten eingeben kann. Auch dies führt zu einer erhöhten Frustration des Mitarbeiters.

Einen Ausweg aus diesem Dilemma versprechen uns die Tabletcomputer und Smartphones aktueller und nachfolgender Generation: Sie sind schnell einsatzbereit, kostengünstig und leicht zu transportieren. Hier sind aber zwei wesentliche Aspekte zu beachten. Zum einen kann man sich bei Geräten mit geschlossenen Systemen und seltsamen Lizenzbestimmungen nie wirklich sicher sein, was mit den eigenen Daten (in diesem Fall entsprechend den Krankenakten der Patienten) geschieht. Man kann es durchaus mit einem Schlüssel zum Archiv vergleichen, der plötzlich verloren wurde. Weiterhin muss man vor der Anschaffung solcher Geräte überprüfen, ob das KIS überhaupt eine entsprechende Schnittstelle besitzt. Denn was bringt mir ein kabelloses und tolles Gerät, in das ich direkt meine Leistungen eingeben könnte, wenn ich sie mangels passender Software eben nicht eingeben kann?

Wie Sie sehen, gibt es viele Aspekte, die man abwägen muss, um zu einem Ergebnis zu kommen. Wichtig ist, dass man hier ein einheitliches System fährt und keinen Kraut-und-Rüben-Wuchs erlaubt, bei dem einige Mitarbeiter ihre Leistungen im KIS eingeben und dies zusätzlich noch auf Papier dokumentieren, während alle anderen Kollegen dies per Papierformular erledigen. Dies führt unweigerlich zu Unmut und vor allem zu Chaos bei der Abrechnung.

Erfassung gegen Kontrolle

Kann mein Arbeitgeber jetzt meine Leistungen überprüfen? Die Leistungen, die von den Mitarbeitern erfasst werden (auf Papier wie auch digital) sind immer mit dem Namen des jeweiligen Mitarbeiters verknüpft. Und das muss auch so sein. Ähnlich wie bei einer Krankenakte gilt auch bei den Abrechnungen: „was nicht unterzeichnet wurde, wurde nicht erbracht". Wie der MDK Leistungen in den somatischen Krankenhäusern streicht, die nicht ordentlich dokumentiert wurden, so wird es vermutlich auch in der Psychiatrie und Psychosomatik passieren, dass der MDK sich die Unterlagen zeigen lässt, aus denen hervorgeht, ob eine Leistung tatsächlich von einem Mitarbeiter erbracht wurde. Auch muss man bei der handschriftlichen Erfassung per Papierformular auf eine halbwegs lesbare Schrift achten. Man kann sich dies ebenso gut vorstellen, wie früher in der Schule. Wir können uns sicher noch alle daran erinnern, dass viele „Fehler" dadurch zustande kamen, dass man einfach unleserlich geschrieben hat.

Dass auf der anderen Seite natürlich auch der Arbeitgeber eine Art Leistungskontrolle durchführen kann, stimmt durchaus. Das konnte er jedoch auch schon vorher – Arztberichte, Abhaklisten der Pflegekräfte und Teilnahmelisten bei der Ergotherapie gibt es schon lange. Auch diese Dokumente verweisen eindeutig auf einen Mitarbeiter und die von ihm erbrachte Leistung. Es empfiehlt sich, dass die Geschäftsleitung eine Betriebs- oder Dienstvereinbarung mit dem Betriebs- oder Personalrat abschließt, in der geregelt wird, dass die Daten der Erfassungsformulare nur zu Zwecken der Abrechnung genutzt werden dürfen und nicht zur Kontrolle der Mitarbeiter.

An die Leistungserfassung muss man auch denken! Man kann es nicht oft genug erwähnen: Werden erbrachte Leistungen nicht erfasst, hilft dies zwar direkt dem Patienten (denn die Leistung wurde ja erbracht), schadet diesem jedoch indirekt und dann wieder direkt der ganzen Klinik. Der entsprechende Kreislauf ist sicher jedem geläufig und ganz simpel: Ein Krankenhaus erhält Erlöse von den Krankenkassen, um davon unter anderem die Personalkosten der Mitarbeiter zu bezahlen. Die Mitarbeiter erbringen Leistungen am Patienten im Auftrag des Krankenhauses. Diese erbrachten (und dokumentierten) Leistungen wiederum bilden die Grundlage für die Abrechnung mit den Krankenkassen.

Nun ist es natürlich so, dass die Krankenkassen auch Kosten sparen wollen. Das kann man ihnen auch prinzipiell nicht verdenken, schließlich müssen auch sie mit ihren Geldern gut wirtschaften. So wundert es nicht, dass sie natürlich nicht für Leistungen zahlen wollen, die nicht erbracht wurden. Und wie schon weiter oben erwähnt, können Leistungen, die nicht korrekt dokumentiert wurden, nicht bei der Entgeltermittlung berücksichtigt werden. Somit hat der Mitarbeiter im Grunde „auf Kosten" der Klinik Leistungen erbracht, die nicht von den Krankenkassen erstattet werden, wenn er seine erbrachten Leistungen nicht dokumentiert.

Die Mitarbeiter müssen sich also einprägen, keine Dokumentation zu vergessen. Dabei können unterschiedliche Methoden hilfreich sein. Regelmäßige Schulungen können dabei helfen, die Mitarbeiter immer auf den aktuellen Wissenstand zu bringen, und dabei kann man sie gut daran erinnern, ihre Dokumentation zu erledigen. Natürlich können auch Erinnerungsbriefe oder E-Mails hilfreich sein, dürften aber bald den Unmut der Kollegen wecken, wenn man selbst im Firmennetzwerk nicht mehr sicher vor Spam ist.

Die beste Möglichkeit, die Mitarbeiter daran zu gewöhnen, ihre Leistungen zu dokumentieren, ist sicher die Aufklärung darüber, welche Konsequenz ihre Handlung im Neuen Entgeltsystem haben wird. Ob die Klinik von den Kostenträgern Geld erhält, hängt nicht mehr nur von der bloßen Existenz der Patienten ab. Die Mitarbeiter können direkt etwas am zu erwartenden Entgelt ändern – und dürften mit einem solchen Hinweis auch gut motiviert sein, genau dies zu tun!

Upcoding

Was bedeutet Upcoding? Analog zu den bisher geltenden Kodierrichtlinien für Psychiatrie und Psychosomatik soll der Kodierer so korrekt und spezifisch wie nur möglich kodieren. Eine ungerechtfertigte systematische Höherstufung von Befunden, Diagnosen oder Therapien mit dem Ziel der Erlössteigerung wird Upcoding genannt.

Eine häufige Ursache für Upcoding ist die Kodierung von Nebendiagnosen, die keinen Aufwand verursacht haben. Damit lässt sich, zumindest im DRG-System, der Erlös je nach verwendeter Nebendiagnose steigern. Natürlich bewegt man sich mit einem solchen Verfahren auf dünnem Eis, scheint es jedoch verführerisch, mit einer derartigen Kodierung den Erlös zu steigern und damit dem hohen Kostendruck entgegenzuwirken. Hier ist es sinnvoll, abzuwägen, welche Maßnahmen während des stationären Aufenthalts tatsächlich kostenrelevant waren und welche nicht. Eine Unterkodierung sollte in diesem Rahmen natürlich auch nicht stattfinden, da diese den Fall inkomplett darstellt und damit zu einem zu geringen Erlös führt.

Folgen des Upcodings. In den somatischen Kliniken kann man die Gewichtung der Fallpauschalen durch die Kodierung von Nebendiagnosen erhöhen. Wie Sie später im Kapitel Kodierrichtlinien lesen werden, sollte man sich hier an die tatsächlich relevanten Nebendiagnosen halten. Im somatischen DRG-System hat ein massives Upcoding immer der gleichen Diagnosen einen Gewichtungsverlust während der DRG-Gruppierung zur Folge.

Noch kann nicht gesagt werden, in welche Richtung sich das Neue Entgeltsystem entwickeln wird, aber die unrechtmäßige Kodierung von Nebendiagnosen wird auch in der Psychiatrie und Psychosomatik keine positiven Folgen für das Krankenhaus oder das System im Allgemeinen haben.

3 Wie arbeiten wir nun mit dem Neuen Entgeltsystem?

Christian Schulz-Du Bois

Elemente des Neuen Entgeltsystems

Kurze Übersicht. In diesem Kapitel werden die Elemente des Neuen Entgeltsystems vorgestellt, bevor im nächsten Kapitel der Umgang damit erklärt wird.

Das Neue Entgeltsystem besteht aus den folgenden Elementen:

- ICD-10-GM
- OPS (Operationen- und Prozedurenschlüssel)
- Psych-PV-Eingruppierungsempfehlungen
- Deutsche Kodierrichtlinien
- Kalkulationshandbuch des InEK
- Algorithmen für die Entgeltberechnung des InEK

In den folgenden Kapiteln werden die ersten vier Elemente der Liste erläutert. Auf die Kalkulationshandbücher und die Entgeltberechnung wird im Benchmarking-Kapitel eingegangen.

Diagnosen

Diagnosen nach ICD-10-GM. Das erste und besonders wichtige Element des Neuen Entgeltsystems ist die internationale Klassifikation der Krankheiten, eine Diagnosen-Einteilung.

In der Medizin wird zur Beschreibung von Diagnosen die 10. Revision der International Classification of Diseases (ICD-10) verwendet. Diese wurde zur Verwendung in Deutschland modifiziert (German Modification, GM). Die aktuelle Version ist diejenige des Jahres 2011.

Der ICD-Katalog wird auf der Website des Deutschen Instituts für Medizinische Dokumentation und Information (DIMDI, www.dimdi.de) bereitgestellt.

Die ICD-Diagnosen sind nach einem fünfstelligen System notiert. Hiervon sind vier Stellen obligat, die fünfte kann fakultativ noch weiter unterteilen.

Die erste Stelle wird von einem Buchstaben eingenommen. Damit sind die Diagnosen in Gruppen eingeteilt, die Krankheits- oder Organsystemen entsprechen. Die ICD-Systematik beginnt mit Infektionskrankheiten (A, B) und Neubildungen (C). Dann folgen Organsysteme, hierunter auch psychische und Verhaltensstörungen (F) und Krankheiten des Nervensystems (G).

Für Syndrome und Befunde (R) gibt es ein eigenes Kapitel. Eine absichtliche Selbstbeschädigung (X), zum Beispiel ein Suizidversuch, wird üblicherweise nicht in den Abrechnungsdiagnosen angegeben, weil dies für einen Patienten Nachteile ergeben könnte. Ein weiteres Kapitel widmet sich Inanspruchnahmen des Gesundheitswesens ohne Diagnose (Z).

Die zweite Stelle (und auch alle übrigen) ist eine Ziffer. Die Zählung in der Welt der Klassifikationen und Kodierungen beginnt etwas unintuitiv mit der 0 (Null). Mit der Ziffer der zweiten Stelle werden innerhalb eines Organsystems (oder medizinischen Fachs) Krankheitsgruppen zusammengefasst.

Die Untergliederung der F-Diagnosen (psychische und Verhaltensstörungen) ist an die Systematik der Arbeitsgemeinschaft für Methodik und Dokumentation in der Psychiatrie (AMDP, www.amdp.de) angelehnt.

Das Unterkapitel F0 der psychischen Störungen enthält die organischen psychischen Störungen. Weitere Unterkapitel sind F1, Abhängigkeitserkrankungen, F2, Schizophrenien, F3, Manien und Depressionen. Über Angst-, Zwangs- und Somatisierungsstörungen, F4, Ess- und Schlafstörungen, F5, führt es zu den Persönlichkeitsstörungen, F6. Hieran schließen sich die kinder- und jugendpsychiatrischen Entwicklungs- und Verhaltensstörungen an, F7 und F8).

Mit der dritten Stelle wird eine Krankheitsentität bezeichnet, beispielsweise F40 für eine phobische Störung oder I10 für essentielle (primäre) Hypertonie. Nach der dritten Stelle wird ein Punkt notiert.

An der vierten Stelle folgt eine Untereinheit einer Krankheit. Diese kann, wenn nötig, mit einer fünften Stelle noch weiter unterteilt werden. Zum Beispiel F40.1 für eine soziale Phobie oder F60.31 für eine emotional instabile Persönlichkeitsstörung, Borderline-Typ.

Die Internationale Klassifikation der Krankheiten teilt Diagnosen primär nach der Ätiologie ein. Bei einigen Krankheiten müssen mittels Kreuz-Stern-System die Verschlüsselungen der Krankheit nach Ursache (mit dem Kreuz) und nach Manifestation (mit dem Stern) zusammen angegeben werden. Beispielsweise Alzheimer-Krankheit mit spätem Beginn (G30.1†) und Demenz bei Alzheimer-Krankheit mit spätem Beginn (F00.1*). Dies ist jeweils erkennbar an der Notation im ICD-Katalog mit Kreuz oder Stern.

Die Klassifikation nach ICD-10-GM wird von der stationären und ambulanten Medizin schon lange verwendet, etwa in Arztbriefen oder Arbeitsunfähigkeitsbescheinigungen. Im DRG-System nach § 17b werden ICD-Diagnosen mit der Abrechnung an die Krankenkasse übermittelt, sie bilden einen entscheidenden Teil bei der Ermittlung der Fallpauschale.

Tab. 3.1: Aufschlüsselung der Notation der Diagnosen-Klassifikation nach ICD-10-GM, Version 2011, links jeweilige aktive Stelle, rechts jeweilige Gliederungsebene.

Im ICD-Kode	Gliederungsebene
F60.31	Psychische und Verhaltensstörungen
F60.31	Persönlichkeits- und Verhaltensstörungen
F60.31	Spezifische Persönlichkeitsstörungen
F60.31	–
F60.31	Emotional instabile Persönlichkeitsstörungen
F60.31	Borderline-Typ

Verschlüsselung der Diagnosen für die Abrechnung. Im Neuen Entgeltsystem müssen mit der Abrechnung auch die ICD-Diagnosen des Patienten übermittelt werden. Nach den Deutschen Kodierrichtlinien, Version 2011 ist der behandelnde Arzt für eine zutreffende Verschlüsselung der Diagnosen verantwortlich.

Als Hauptdiagnose wird diejenige Diagnose gewählt, welche hauptsächlich für den stationären Krankenhausaufenthalt verantwortlich ist.

Die Hauptdiagnose würde in der Psychiatrie und Psychosomatik typischerweise aus dem ICD-Bereich der F-Diagnosen stammen. Theoretisch denkbar ist in seltenen Fällen auch eine Diagnose aus einem anderen Bereich.

Zusätzlich können Nebendiagnosen angegeben werden. Diese können psychische, oder auch genauso gut somatische Diagnosen sein.

Die Abrechnungsdiagnosen müssen nicht unbedingt mit den Diagnosen im Arztbrief oder mit den Dauerdiagnosen eines Patienten deckungsgleich sein, denn als Abrechnungsdiagnosen kommen nur Diagnosen in Betracht, die während des abzurechnenden stationären Aufenthaltes eine Rolle gespielt haben und zu diagnostischen oder therapeutischen Maßnahmen geführt haben.

Welche Regeln für die Kodierung der Abrechnungsdiagnosen beachtet werden müssen, steht in den Deutschen Kodierrichtlinien, auf die noch in einem eigenen Kapitel eingegangen wird.

Leistungserfassung mit OPS

Operationen- und Prozedurenschlüssel des DIMDI. Das zweite maßgeblich wichtige Element bei der Arbeit mit dem Neuen Entgeltsystem ist der Operationen- und Prozedurenschlüssel (OPS). Dieser enthält medizinische Leistungen, die als Kostentrenner angesehen werden und für geeignet gehalten werden, einen unterschiedlich hohen Aufwand abzubilden.

An der Entwicklung des OPS hatten auch die Fachgesellschaften einen Anteil, darunter eine Arbeitsgruppe der Deutschen Gesellschaft für Psychiatrie, Psychotherapie und Nervenheilkunde (DGPPN). Die Ausarbeitung übernahm das Deutsche Institut für Medizinische Dokumentation und Information (DIMDI). Der in Deutschland gültige aktuelle OPS wird vom DIMDI auf www.dimdi.de zur Verfügung gestellt.

Im Operationen- und Prozedurenschlüssel befinden sich die psychiatrischen, psychosomatischen und kinder- und jugendpsychiatrischen Schlüssel im Kapitel 9 mit der wenig aussagekräftigen Überschrift „Ergänzende Maßnahmen" (siehe Abb. 3.1). Unter den Schlüsseln von 9-60 bis 9-64 stehen die Kodes für Erwachsene, unter 9-65 bis 9-69 diejenigen für Kinder und Jugendliche (Abb. 3.2).

Die zur Leistungserfassung verwendeten OPS-Kodes sind systematisch aus fünf bis sechs Ziffern zusammengesetzt. Im Folgenden wird die Systematik erläutert.

Die erste Stelle eines OPS-Schlüssels enthält die Kapitelnummer. Das erste Kapitel des Operationen- und Prozedurenschlüssels enthält „Diagnostische Maßnahmen". Im achten Kapitel „Nichtoperative therapeutische Maßnahmen" ist auch die Elektrokrampftherapie zu finden. Die spezifischen psychischen OPS stehen in Kapitel 9, „Ergänzende Maßnahmen". Nach der ersten Stelle des OPS-Schlüssels folgt ein Bindestrich.

Die zwei nächsten Stellen kodieren psychiatrische, kinder- und jugendpsychiatrische und psychosomatische Komplexbehandlungen oder Zusatzinformationen. In ei-

Übersicht über die Kapitel

Kapitel	Gliederung	Titel
1	1-10...1-99	diagnostische Maßnahmen
3	3-03...3-99	bildgebende Diagnostik
5	5-01...5-99	Operationen
6	6-00...6-00	Medikamente
8	8-00...8-99	nichtoperative therapeutische Maßnahmen
9	9-20...9-99	ergänzende Maßnahmen

Abb. 3.1: Gliederung des Operationen- und Prozedurenschlüssels, die psychiatrischen, kinder- und jugendpsychiatrischen und psychosomatischen Schlüssel finden sich unter den „Ergänzenden Maßnahmen", Quelle: Deutsches Institut für Medizinische Dokumentation und Information (DIMDI), www.dimdi.de, 2011.

Kapitel 9 „Ergänzende Maßnahmen" (9-20...9-99)

Dieses Kapitel gliedert sich in folgende Gruppen:

9-20...9-20	Pflege und Versorgung von Patienten
9-26...9-28	geburtsbegleitende Maßnahmen und Behandlung wegen Infertilität
9-31...9-32	phoniatrische und pädaudiologische Therapie
9-40...9-41	psychosoziale, psychosomatischen, neuropsychologische und psychotherapeutische Therapie
9-50...9-50	präventive Maßnahmen
9-60...9-64	Behandlung bei psychischen und psychosomatischen Störungen und Verhaltensstörungen bei Erwachsenen
9-65...9-69	Behandlung bei psychischen und psychosomatischen Störungen und Verhaltensstörungen bei Kindern und Jugendlichen
9-98...9-99	andere ergänzende Maßnahmen und Informationen

Abb. 3.2: Gliederung des Kapitels Ergänzende Maßnahmen, Quelle: Deutsches Institut für Medizinische Dokumentation und Information (DIMDI), www.dimdi.de, 2011.

ner Komplexbehandlung sind jeweils alle dafür als relevant erachteten medizinischen Leistungen zusammengestellt.

Die vierte Stelle eines Psych-OPS-Schlüssels kann verschiedene Eigenschaften kodieren. In allen Komplexbehandlungen außer Intensivbehandlung wird mit der vierten Ziffer die Berufsgruppe verschlüsselt, für welche man anschließend noch Therapieeinheiten kodiert. Hierdurch wird erreicht, dass auch die erbringende Berufsgruppe bei einer Leistung berücksichtigt werden kann.

Bei der Intensivbehandlung kodiert die vierte Stelle des OPS-Schlüssels die Intensivmerkmale. Diese werden weiter unten erläutert.

Bei den Zusatzinformationen bestimmt die vierte Stelle die Art der Zusatzinformation, also erhöhter Betreuungsaufwand, kriseninterventionelle Behandlung, integrierte klinisch-psychosomatisch-psychotherapeutische Komplexbehandlung und Mutter-Kind-Setting. Nach der vierten Stelle kommt ein Punkt.

Die fünfte Stelle, beziehungsweise die erste Stelle nach dem Punkt kodiert die Therapieeinheiten einer Behandlungswoche. Nur bei der Intensivbehandlung wird hier der Schlüssel für die leistungserbringende Berufsgruppe notiert. Bei den Zusatzinformationen, unter erhöhtem Betreuungsaufwand wird mit der fünften Stelle des OPS-Schlüssels die Art der Betreuung kodiert. Hier gibt es gegenwärtig nur eine gelistete Art, die 1:1-Betreuung.

Tab. 3.2: Erklärung der Notation der einzelnen Kodes des Operationen- und Prozedurenschlüssels (OPS), Version 2011, in der linken Spalte die jeweilige aktive Stelle, in der rechten die Bedeutung.

Stelle im ICD-Kode	Gliederungsebene
9-615.10	Kapitel „Ergänzende Maßnahmen"
9-615.10	–
9-615.10	Intensivbehandlung bei psychischen Störungen
9-615.10	Patienten mit 3–4 Intensivmerkmalen
9-615.10	–
9-615.10	Durch Ärzte / Psychologen erbrachte Therapieeinheiten
9-615.10	1/12 bis 2 Therapieeinheiten pro Behandlungswoche

Die fakultative sechste Stelle zeigt bei der Intensivbehandlung den Kode für die Therapieeinheiten an und bei der 1:1-Betreuung die Stundenzahl.

Komponenten der Leistungserfassung mit OPS. Komplexbehandlungen stellen die Grundstrukturen des Operationen- und Prozedurenschlüssels (OPS) dar. Hierin sind die wesentlichen Behandlungsmodi der Psych-Fächer abgebildet. Die Komplexbehandlungen formen die grundlegende Gewichtung eines kodierten Behandlungsfalls.

Der OPS-Katalog liefert zudem Möglichkeiten zur quantitativen Leistungserfassung. Dies wird mit Therapieeinheiten verwirklicht. In Zusatzinformationen sind besondere Aufwände erfasst, die in jedem Behandlungsmodus vorkommen können.

Grundsätzlich müssen Mindestvoraussetzungen nachgewiesen werden, damit stationäre Behandlungen jeweils den passenden Komplexbehandlungen zugerechnet werden können.

Komplexbehandlungen. Auf einer psychiatrischen Erwachsenen-Normalstation dürfte in vielen Fällen eine Regelbehandlung nach dem OPS durchgeführt werden. Patienten zur Krisenintervention und Patienten auf der geschützten Station können zu einem großen Teil in die Intensivbehandlung eingruppiert werden, sonst zumeist in die Regelbehandlung.

Ist ein Patient introspektionsfähig und motiviert, und ist eine Psychotherapie indiziert, dann wird er eine Psychotherapeutische Komplexbehandlung durchlaufen. Eine Psychosomatisch-psychotherapeutische Komplexbehandlung ist bei psychischen und psychosomatischen Störungen und Verhaltensstörungen bei Erwachsenen in psychosomatischen Kliniken vorgesehen.

Zu erwarten ist, dass eine Intensivbehandlung eine wesentlich höhere Bewertungsrelation hat, als die anderen Behandlungsmodi. Sie löst bei allen Berufsgruppen den höchsten Aufwand aus. Für die Intensivbehandlung müssen die höchsten personellen und baulichen Voraussetzungen bereitgehalten werden, selbst wenn sie nicht durchgehend genutzt werden.

Um die Voraussetzungen für die Intensivbehandlung zu erfüllen, muss ein Patient Intensivmerkmale aufweisen. Die jeweils festgestellten Merkmale werden addiert. Die Behandlung eines Patienten, der alle sechs Intensivmerkmale aufweist, ist aufwendiger, als die eines Patienten, der nur eines aufweist, und wird daher auch eine höhere Gewichtung für die Abrechnung erhalten.

Von den sieben im OPS genannten Intensivmerkmalen nimmt die gesetzliche Unterbringung eine besondere Rolle ein. In den nur gelegentlich vorkommenden Fällen, bei denen eine gesetzliche Unterbringung das einzige Intensivmerkmal ist, löst sie alleine eine Intensivbehandlung aus und wird als ein Merkmal gezählt.

Liegen zusätzlich weitere Intensivmerkmale vor, so wird die gesetzliche Unterbringung von den Verfassern des OPS als darin inbegriffen aufgefasst. Daher wird die gesetzliche Unterbringung bei Vorliegen eines oder mehrerer weiterer Intensivmerkmale nicht mit aufsummiert.

Die Intensivmerkmale sind im Operationen- und Prozedurenschlüssel aufgezählt, aber nicht weiter erklärt. Aus diesem Grund sind die im Folgenden aufgeführten Vorschläge für eine Interpretation nur als eine Diskussionsgrundlage zu verstehen.

Das erste Merkmal ist die gesetzliche Unterbringung. Diese kann nach dem jeweiligen Landesgesetz für eine Zwangsunterbringung bei Vorliegen akuter Eigen- oder Fremdgefährdung erfolgt sein oder nach dem Bundesgesetz als BGB-Unterbringung. Ein Patient, der nach BGB untergebracht ist, muss nicht in jedem Fall auf einer geschützten Station behandelt werden, ein erhöhter Behandlungsaufwand entsteht dennoch durch besondere Überwachungs- und Sorgfaltspflichten.

Das zweite und das dritte Merkmal, akute Selbstgefährdung durch Suizidalität und akute Fremdgefährdung, beinhalten krisenhafte psychische Zustände, in welchen eine erhebliche Gefährdung für den Patienten oder für andere unmittelbar oder unvorhersehbar bevorsteht. Meistens wird ein Patient, der hiervon betroffen ist, auf einer geschützten Station behandelt werden müssen.

Eine schwere Antriebsstörung ist, syndromal verstanden, einer affektiven Störung zuzuordnen. Bei einer Manie handelt es sich dann um eine Antriebssteigerung, bei einer Depression um eine Antriebsreduktion, die bis zur Bettlägerigkeit führen kann.

Dagegen deskriptiv aufgefasst, könnte dieses Intensivmerkmal auch bei schwer angespannten und psychomotorisch agitierten Patienten mit Schizophrenie oder bei schwer agitiert-depressiven Patienten angewendet werden. Dafür spricht, dass für solche Patienten kein eigenes Merkmal formuliert ist.

Das fünfte Intensivmerkmal ist vermutlich erfüllt, wenn ein Patient aus psychischer Ursache zu keiner eigenständigen Flüssigkeits- und Nahrungsaufnahme in der Lage ist. Hierunter könnten Patienten fallen, die schwer dement sind, die schwer essgestört sind, die aus psychischer Ursache zu trinken oder zu essen verweigern, etwa bei schwerer Depression oder Borderlinestörung, und vielleicht auch Patienten, die fixiert sind.

Eine akute Selbstgefährdung durch fehlende Orientierung oder Realitätsverkennung findet sich beispielsweise bei einem Patienten mit schwerer Demenz und Agitiertheit. Dieses Merkmal ist auch bei einem Delir bei Demenz oder Parkinsonkrankheit erfüllt. Eine ausgeprägte Realitätsverkennung kann auch bei einer Schizophrenie vorkommen.

Das siebte Intensivmerkmal ist am schwersten zu interpretieren. Ein Patient mit einem Alkoholentzugsdelir mit somatischer vitaler Gefährdung würde nach unserer Auffassung auf einer somatischen Intensivstation behandelt werden.

Eine vitale Gefährdung könnte jedoch auch bereits bei einem Patienten im Entzug mit einem prädeliranten Syndrom vorliegen, auch weil eine intensive Überwachung erforderlich ist. Ein psychisches Delir beim Entzug ohne vegetative Symptome könnte intensiv-psychiatrisch behandelt werden und würde das Merkmal ebenfalls erfüllen.

Welchen Aufwand die Intensivbehandlung, die Psychotherapeutische Komplexbehandlung oder die Psychosomatisch-psychotherapeutische Komplexbehandlung im

Vergleich zur Regelbehandlung auslösen, wird das InEK aus den Abrechnungsdaten der Kalkulationshäuser destillieren.

Die Regelbehandlung in der Kinder- und Jugendpsychiatrie ist analog definiert. Der OPS unterscheidet dabei eine Regelbehandlung von Kindern und eine von Jugendlichen. Eine kinder-jugendpsychiatrische Behandlung im Eltern-Kind-Setting wird kodiert, wenn die Behandlung gemeinsam mit Eltern und gegebenenfalls Geschwistern stattfindet und wenn die Eltern-Kind-Dynamik einen wesentlichen Faktor zur Entstehung oder Aufrechterhaltung der Störung darstellt.

Eine Intensivbehandlung in der Kinder- und Jugendpsychiatrie wird kodiert, wenn ein Kind oder ein Jugendlicher mindestens eines von acht im OPS-Katalog aufgezählten Merkmalen aufweist. Eine zusätzliche Gewichtung nach der Anzahl der erfüllten Intensivmerkmale ist hier nicht vorgesehen.

Das erste Intensivmerkmal verlangt einen psychiatrischen Unterstützungs- und Pflegebedarf „deutlich über das altersübliche Maß hinaus". Das zweite bezieht sich auf einen erhöhten Einzelbetreuungs- und Beaufsichtigungsaufwand, weil die Patienten desorientiert oder nicht gruppenfähig sind oder Mitpatienten manipulieren oder bedrohen.

Der Einleitungssatz des Intensivschlüssels schließt entsprechend eine Einstufung in die Intensivbehandlung aus, wenn eine autonome soziale Integration möglich ist, etwa wenn ein externer Schulbesuch oder ein Praktikum angeordnet sind.

Das dritte kinder- und jugendpsychiatrische Intensivmerkmal ist Selbst- oder Fremdgefährdung. Das vierte ist störungsbedingte Nichteinschätzbarkeit.

Die Notwendigkeit des Einsatzes von freiheitsentziehenden Maßnahmen oder stete Bereitschaft dazu und eine drohende somatische Dekompensation bei vitaler Gefährdung oder bei Stoffwechselstörung oder bei hoher Selbstverletzungsneigung sind weitere Merkmale.

Siebtes und achtes Intensivmerkmal sind akuter oder protrahierter Drogen- oder Alkoholentzug und kontinuierliches Alkohol- oder Drogencraving.

Zusatzinformationen. Mit dem ersten Unterpunkt der Zusatzinformationen in der Erwachsenenpsychiatrie und Psychosomatik kann ein Erhöhter Betreuungsaufwand (1:1-Betreuung) in OPS-Kodes dargestellt werden. Hierfür wird das Vorliegen einer Eigen- oder Fremdgefährdung vorausgesetzt. Wenn dieser Kode angewandt wird, sollen der Befund täglich erhoben und die 1:1-Betreuung gegebenenfalls ärztlich angeordnet werden.

Angewendet werden könnte eine 1:1-Betreuung bei Patienten, die sehr intensiv betreut werden müssen, und speziell, um eine Unterbringung oder eine Fixierung zu vermeiden, um Patienten in der Fixierung zu betreuen, oder um untergebrachte Patienten zu notwendigen Untersuchungen oder Behandlungen zu begleiten.

Eine kriseninterventionelle Behandlung kann in Form notwendiger ungeplanter einzeltherapeutischer Kontakte mit dem Patienten und/oder den Kontaktpersonen des Patienten durch die ärztliche und psychologische Berufsgruppe erfolgen. Auch hier werden im OPS eine tägliche Befunddokumentation und gegebenenfalls eine ärztliche Anordnung verlangt.

Unter den Zusatzinformationen ist auch eine integrierte klinisch-psychosomatisch-psychotherapeutische Komplexbehandlung aufgeführt, welche bei Patienten mit somatisch-psychischer Komorbidität, beispielsweise Asthma bronchiale oder Tumor- oder

Transplantationspatienten, kodiert werden kann. Voraussetzungen sind die Infrastruktur eines somatischen Krankenhauses, Fachärzte psychischer und somatischer Ausrichtung im Team und pflegerische Kompetenz für psychische und somatische Fächer.

Neu in den Katalog der OPS, Version 2011 unter den Zusatzinformationen eingearbeitet wurde die Behandlung im Mutter-Kind-Setting. Dieser Kode verschlüsselt Therapien psychisch kranker Mütter, bei denen die Mitbehandlung einer Beziehungsstörung zu ihrem Kind indiziert ist. Das 0–4 Jahre alte Kind wird stationär mit aufgenommen.

Dafür werden geeignete Patientenzimmer und ein Eltern-Kind-gerechter Aufenthalts- und Spielraum benötigt. Es sollen eine qualifizierte Diagnostik und eine spezialisierte Therapie erfolgen, bei denen auch Verfahren zur Verbesserung der Eltern-Kind-Beziehung angewendet werden. Während der therapeutischen Aktivitäten der Mütter soll eine Kinderbetreuung stattfinden.

Es sollen auch pädagogisch-pflegerische Fachkräfte Teil des Behandlungsteams sein, Hebammen konsiliarisch hinzugezogen werden können und ein Pädiater und / oder Kinder- und Jugendpsychiater mindestens konsiliarisch zur Verfügung stehen.

Die Therapieeinheiten für die Behandlung der Mutter und für die Kinderbetreuung während der Therapien der Mutter werden bei der zugrundeliegenden Komplexbehandlung angerechnet.

In der Kinder- und Jugendpsychiatrie steht als Zusatzinformation eine kriseninterventionelle Behandlung zur Verfügung.

Quantitative Erfassung der Leistungen. Zusätzlich zur grundlegenden Gewichtung des Aufwands mit dem Behandlungsmodus soll der Aufwand quantitativ mittels Zählung von Behandlungseinheiten erfasst werden.

Die Grundeinheit für eine quantitative Leistungserfassung bei den Therapien ist die Therapieeinheit (TE), die als eine planvolle fachliche Beschäftigung mit einem Patienten über eine zusammenhängende Zeit von 25 Minuten definiert ist. Eine Therapieeinheit kann also erst gewertet werden, wenn die vollen 25 Minuten erreicht sind, kürzere Kontakte fallen unter die Grundpauschale. Therapieeinheiten werden zusammengezählt, wenn jeweils weitere volle 25 Minuten aufgewendet wurden.

Eine Zählung der Therapieeinheiten erfolgt während der Durchführung der stationären Behandlungen in allen Behandlungsmodi, außer bei der Intensivbehandlung von Kindern und Jugendlichen.

Diese enthält keine Möglichkeit, Therapieeinheiten zu verschlüsseln. Es können ausschließlich Betreuungszeiten in Kleinstgruppen oder Einzelbetreuung gesammelt und addiert werden. Eine Formulierung bei der Aufzählung der angewandten Verfahren, nämlich das ärztliche oder psychologische Einzelgespräch, lässt einen Einblick in die Entwicklung der OPS-Schlüssel zu. Möglicherweise wegen der Befürchtung, dass der kinder- und jugendpsychiatrische Intensiv-Schlüssel nicht praktikabel sein könnte, ist die Erbringung von Therapieeinheiten dort vermutlich erst nachträglich ganz herausgenommen worden.

Eine Einzeltherapie über 25 Minuten wird als eine Therapieeinheit (TE) gezählt. Gruppentherapien werden je nach Teilnehmerzahl mit einem Bruchteil einer Therapieeinheit bewertet. In Gruppen bis sechs Teilnehmern wird für jeden Patienten eine 1/4 Therapieeinheit gewertet, bei Gruppen von sieben bis zwölf Patienten jeweils 1/8 Therapieeinheit, bei 13–18 Patienten je 1/12 Therapieeinheit.

Über die Anrechenbarkeit der Therapieeinheiten und die Besetzung der Gruppen mit Therapeuten findet sich bei der Regelbehandlung eine Anweisung, die sich in gleichem Wortlaut in den anderen Komplexbehandlungen wiederfindet:

Pro Einzel- oder Gruppentherapie dürfen Therapieeinheiten für maximal zwei Therapeuten pro Patient angerechnet werden.

Bei einer Gruppenpsychotherapie mit 13–18 Patienten sind zwei ärztliche oder psychologische Therapeuten erforderlich.

In der Kinder- und Jugendpsychiatrie sind die Gruppengrößen und die Therapieeinheiten-Bruchteile anders definiert. Eine Gruppentherapie mit bis drei Patienten zählt 1/2 Therapieeinheit, eine Gruppentherapie mit vier bis zehn Patienten 1/3 Therapieeinheit, und eine Gruppentherapie mit 11–15 Patienten 1/5 Therapieeinheit.

Für die Besetzung der Therapeuten in kinder- und jugendpsychiatrischen Einrichtungen wird leicht abgewandelt gefordert:

Gruppen [in der Kinder- und Jugendpsychiatrie] mit 4 bis 10 Teilnehmern werden in aller Regel nach dem 2-Therapeuten-Prinzip geführt. Gruppen mit 11 bis 15 Teilnehmern müssen nach dem 2-Therapeuten-Prinzip geführt werden.

Eine 1:1-Betreuung kann erst ab einer täglichen Betreuungszeit von mindestens zwei Stunden für die Entgeltabrechnung verschlüsselt werden. In der Zusatzinformation wird eine zusammenhängende Betreuungszeit nicht verlangt, andererseits dürften Betreuungsabschnitte in von beispielsweise 5 Minuten nicht den Zweck einer Betreuung erfüllen. Das Sammeln von Zeiten für die Erfüllung dieses Kodes sollte also sinnvoll mit Augenmaß erfolgen.

Eine kriseninterventionelle Behandlung kann kodiert werden, wenn mehr als insgesamt 1,5 Stunden Krisengespräche pro Tag zusammenkommen. Anders als bei den Therapieeinheiten und bei der 1:1-Betreuung wird hier der Ausdruck „mehr als" verwendet.

Diese Zeit kann nicht [gleichzeitig] für die Berechnung der Therapieeinheiten der Primärkodes (9-60 bis 9-63) oder anderer Zusatzkodes (9-640) angerechnet werden.

Im Operationen- und Prozedurenschlüssel werden vier Berufsgruppen unterschieden, und zwar Ärzte, Psychologen, Pflegefachkräfte und Spezialtherapeuten. In der Kategorie der Spezialtherapeuten werden Ergotherapeuten, Physiotherapeuten, Logopäden, Kunst- und Musiktherapeuten und Sozialpädagogen zusammengefasst.

Weil der erbrachte Aufwand bei der Patientenbetreuung auch von der beteiligten Berufsgruppe abhängt, sind die Therapieeinheiten im OPS mit der jeweils erbringenden Berufsgruppe zu eigenen Kodes verknüpft.

Die Verfasser des OPS unterbinden, dass etwa Gastärzte, Praktikanten (beispielsweise Psychologen in Ausbildung) oder Pflegeschüler in den entgeltrelevanten Betrieb eines Krankenhauses eingeplant werden:

Anerkannt werden alle Leistungen, die durch Mitarbeiter erbracht werden, die eine Ausbildung in der jeweiligen, hier spezifizierten Berufsgruppe abgeschlossen haben und in einem dieser Berufsgruppe entsprechenden, vergüteten Beschäftigungsverhältnis stehen.

Dies beinhaltet auch Honorarkräfte, die für ihre Tätigkeit ausgebildet sind und entsprechend ihrer geleisteten Arbeit vergütet werden.

Die grundlegenden und die quantitativen Leistungen werden pauschaliert, unter anderem, indem sie auf eine Behandlungswoche bezogen werden. Diese beginnt mit der Eingruppierung eines Patienten in einen Behandlungsmodus, üblicherweise mit der stationären Aufnahme.

Wenn sich nichts weiter ändert, wird nach sieben Tagen eine neue Behandlungswoche begonnen. Eine Behandlungswoche kann bei einem Wechsel in einen anderen Behandlungsmodus oder bei Entlassung des Patienten auch kürzer als sieben Tage sein.

Im Ergebnis erfordert das komplexe Regelwerk für die Pauschalierung alle Detailinformationen, die auch für eine tageweise Berechnung der Kodes nötig gewesen wären.

Hinweise und Mindestvoraussetzungen. Der Operationen- und Prozedurenschlüssel enthält bei den Hinweisen und Mindestvoraussetzungen belangvolle Vorbedingungen.

Im Kopfbereich des Kapitels der OPS für die Erwachsenenpsychiatrie und Psychosomatik finden sich die folgenden übergeordneten Hinweise:

> Die Behandlung erfolgt als ärztlich indizierte Diagnostik und Therapie im therapeutischen Milieu mit Bezug auf das Lebensumfeld des Patienten.
> Die Anwendung von Therapieverfahren erfolgt in individuell auf den Patienten abgestimmten Kombinationen und Dosierungen.
> Durchführung einer wöchentlichen multiprofessionellen Teambesprechung zur Beratung des weiteren Behandlungsverlaufs.

Nach unserer Auffassung ist es ratsam, die Erfüllung der Bedingungen in den übergeordneten Hinweisen genauso wie die erbrachten Leistungen zu dokumentieren, um sie nachweisen zu können.

Die stationäre Behandlungsindikation und das auf den Patienten abgestimmte Therapieverfahren können während der wöchentlichen Teambesprechungen ausgearbeitet und dokumentiert werden.

Eine Vorschrift hierüber findet sich allerdings weder im Operationen- und Prozedurenschlüssel, noch in den Kodierrichtlinien.

Der Operationen- und Prozedurenschlüssel definiert Komplexbehandlungen, indem er charakteristische Mindestvoraussetzungen zusammenstellt. Hierin werden personelle und strukturelle Standards definiert, die erfüllt sein müssen, um stationäre Behandlungen mit OPS vergütet zu bekommen.

Die meisten strukturellen Mindestvoraussetzungen, beispielsweise an der Therapie beteiligte Fachgruppen oder Therapieverfahren, müssen unserer Ansicht nach nicht detailliert bei jedem Patienten als Anhang zur Akte gegeben werden, sondern ergeben sich aus der Ausstattung des betreffenden Krankenhauses. Sie sollten jedoch vom Krankenhaus selbst gewissenhaft überprüft werden, um sie auf Nachfrage belegen zu können.

OPS-Schlüssel für Diagnostik, EKT und Psych-PV. Außerhalb der OPS-Kapitel für die Behandlung bei psychischen und psychosomatischen Störungen und Verhaltensstörungen bei Erwachsenen (9-60 bis 9-64) und bei Kindern und Jugendlichen (9-65 bis 9-69) finden sich Schlüssel zur Kodierung einer aufwendigen psychischen Diagnostik (1-90), einer Elektrokrampftherapie (EKT, 8-63) und einer Psych-PV-Eingruppierung (9-98).

Aufwendige psychische Diagnostik, die mindestens zwei Stunden an einem Tag beansprucht, kann für insgesamt höchstens sechs Tage mit den Schlüsseln 1-903 und 1-904 kodiert werden.

Eine Elektrokrampftherapie (EKT) wird mit 8-630 kodiert. Der Schlüssel unterteilt in unter oder über acht EKT-Behandlungen.

Im Unterkapitel 9-98 des Operationen- und Prozedurenschlüssels befinden sich die OPS-Kodierungen der Psych-PV-Eingruppierungen. Hierauf wird im folgenden Kapitel genauer eingegangen.

Psych-PV

Psych-PV-Eingruppierungsempfehlungen. Das Unterkapitel 9-98 des Operationen- und Prozedurenschlüssels enthält unter dem Titel "Behandlung in Einrichtungen, die im Anwendungsbereich der Psychiatrie-Personalverordnung liegen" eine vollständige OPS-Verschlüsselung der Psych-PV-Behandlungsbereiche.

Diese Psych-PV-OPS-Kodes oder Primärkodes werden in der Literatur manchmal etwas verwirrend auch als Pseudo-OPS bezeichnet. Ihre Verwendung wird im KHG, § 17d, Absatz (3) und Absatz (9) vorgeschrieben:

> Es ist ein gemeinsames Entgeltsystem zu entwickeln; dabei ist [...] zusätzlich von den Behandlungsbereichen nach der Psychiatrie-Personalverordnung auszugehen.
> Zusätzlich ist [...] die tagesbezogene Einstufung der Patientin oder des Patienten in die Behandlungsbereiche [...] zu übermitteln; für die zugrunde liegende Dokumentation reicht eine Einstufung zu Beginn der Behandlung und bei jedem Wechsel des Behandlungsbereichs aus.

Auf den ersten Blick erscheint die Übermittlung verschlüsselter Psych-PV-Eingruppierungen redundant. Aus den Primärkodes können die OPS-Komplexbehandlungen weitgehend logisch abgeleitet werden. In der Gegenrichtung funktioniert die Ableitung jedoch nicht. Eine OPS-Psychotherapie könnte beispielsweise auf einer psychiatrischen Station (A5) oder in einer Tagesklinik (A6) erfolgt sein.

Dem Gesetzgeber war die spätere Ausgestaltung der psychiatrischen und psychosomatischen Operationen- und Prozedurenschlüssel noch nicht bekannt. Er wollte möglicherweise die grundlegenden Einteilungen der Psych-PV auch im Neuen Entgeltsystem weiter verwendet wissen. Dass die grundlegende Ausführung der OPS-Komplexbehandlungen den Einteilungen in der Psych-PV so ähnlich ist, spricht für deren grundlegende Bedeutung.

Möglicherweise werden die von vielen Seiten als überschüssig angesehenen Primärkodes in einer der nächsten Revisionen des OPS gelöscht. Solange sind sie jedoch auch als ein Plausibilitätsfaktor sinnvoll nutzbar.

Für die Psych-PV-Eingruppierung werden vom InEK Eingruppierungsrichtlinien zur Verfügung gestellt. Diese entsprechen weitgehend den Vorgaben aus der Psych-PV. Sie folgen einem Konsens der Facharbeitsgruppe aus Fachgesellschaften und MDK, daher ist davon auszugehen, dass sie für die tägliche Primärkode-Verschlüsselung genauso wie für die vierteljährlichen Psych-PV-Stichtagserhebungen gültig sind.

Grundsätzlich gelten die in der folgenden Tabelle 3.3 zusammengestellten Psych-PV-Behandlungsbereiche:

Tab. 3.3: Psych-PV-Behandlungsbereiche, Behandlungsarten, Kurzbeschreibung, Quelle: Psych-PV, Anlage 1 (zu § 4 Absatz 11) und Anlage 2 (zu § 8), nach www.buzer.de, 2011.

Allgemeine Psychiatrie	A1	Regelbehandlung
	A2	Intensivbehandlung
	A3	Rehabilitative Behandlung
	A4	Langdauernde Behandlung Schwer- und Mehrfachkranker
	A5	Psychotherapie
	A6	Tagesklinische Behandlung
Abhängigkeitskranke	S1	Regelbehandlung
	S2	Intensivbehandlung
	S3	Rehabilitative Behandlung einschließlich Entwöhnung
	S4	Langdauernde Behandlung Schwer- und Mehrfachkranker
	S5	Psychotherapie
	S6	Tagesklinische Behandlung
Gerontopsychiatrie (Patienten > 65 Jahre)	G1	Regelbehandlung
	G2	Intensivbehandlung
	G3	Rehabilitative Behandlung
	G4	Langdauernde Behandlung Schwer- und Mehrfachkranker
	G5	Psychotherapie
	G6	Tagesklinische Behandlung
Kinder- und Jugendpsychiatrie	KJ1	Kinderpsychiatrische Regel- und Intensivbehandlung
	KJ2	Jugendpsychiatrische Regelbehandlung
	KJ3	Jugendpsychiatrische Intensivbehandlung
	KJ4	Rehabilitative Behandlung
	KJ5	Langdauernde Behandlung Schwer- und Mehrfachkranker
	KJ6	Eltern-Kind-Behandlung (gemeinsame Aufnahme)
	KJ7	Tagesklinische Behandlung

In den InEK-Eingruppierungsrichtlinien für die tagesaktuellen Psych-PV-Eingruppierungen, aus denen sich die Primärkodes ergeben, wurden überwiegend bereits bestehende Empfehlungen konkretisiert. Nur wenige Stellen wurden tiefergehend geändert.

Beachtenswert sind drei Textstellen bei der Eingruppierungsregel für die Intensivbehandlung (A2):

Die Einstufung in die Intensivbehandlung ist nicht mit Beurlaubung, freiem Ausgang von der Station oder in Patientengruppen vereinbar.

Die Patienten sind in der Regel nicht gruppenfähig.

Der Behandlungsbereich A2 kann auch noch für kurze Zeit (1–2 Tage) vorliegen, wenn sich der Patient nach einer hochakuten Symptomatik bessert, die Gefährdungsaspekte aber noch nicht sicher abgeklungen sind (z. B. bei abklingender manifester Suizidalität).

Über die tagesklinische Behandlung (A6) wird im Gegensatz zu einer früheren Formulierung, die eine teilstationäre Behandlung des betreffenden Patienten auf einer Normalstation verlangte, definiert:

Tagesklinische Behandlung ist in einer Tagesklinik oder integriert auf einer Station möglich.

Zur Intensivbehandlung bei Abhängigkeitskranken (S2) wurde ergänzt:

Hier geht es neben der Delirbehandlung z. B. um die Überwachung von intoxikierten, bewusstseinsgetrübten Patienten (Kontrolle von Vigilanz, Blutdruck und Herzfrequenz rund um die Uhr, mindestens alle zwei Stunden, z. B. Überwachung anamnestisch bekannter Krampfanfälle oder bei Verdacht auf Krampfanfälle).

Bei im Vordergrund stehenden Drogenentzug ist der Patient in S2 einzugruppieren.

Bei der jugendpsychiatrischen Intensivbehandlung (KJ3) wurde ergänzt:

Auch die Akutbehandlung jugendlicher Suchtpatienten ist hier einzugruppieren.

Die Jugendlichen bedürfen in ihrer akuten Krisensituation mehrmals täglich ärztlicher Interventionen und einer intensiven Betreuung / Überwachung [...].

Als ein Beispiel für eine nicht völlige Übereinstimmung von Psych-PV-Eingruppierung und OPS-Behandlungsbereich könnten die Umstände dienen, wenn ein Patient nach BGB gesetzlich untergebracht ist, aber auf einer offenen Station behandelt werden kann.

Hierbei würde laut Operationen- und Prozedurenschlüssel (OPS) das Kriterium der gesetzlichen Unterbringung eine Intensivbehandlung auslösen. Die für eine Psych-PV-Eingruppierung in A2 (Intensivbehandlung) notwendigen akuten und schweren Symptome liegen jedoch nicht vor.

Ein weiteres Beispiel für eine Nichtübereinstimmung könnte sein, wenn ein Patient wegen eines Drogenentzugs freiwillig behandelt wird, dabei jedoch kein Delir oder eine andere vitale Gefährdung aufweist.

Entsprechend Psych-PV würde hier S2 (Intensivbehandlung) gelten, nach den OPS-Kriterien findet sich aber kein Intensivmerkmal.

Beide Beispiele sind unserer Kenntnis nach eher Ausnahmen, denn die Regel. Weitere Nichtübereinstimmungen sind uns nicht bekannt.

4 Kodierrichtlinien

Benjamin Gohr

Grundlagen

Mit Wirkung zum 01. 01. 2010 traten zum ersten Mal auch Kodierrichtlinien für die Psychiatrie und Psychosomatik in Kraft, die verbindlich anzuwenden sind. Sie wurden vom InEK auch erstellt, um eine einheitliche Kodierung von Fällen zu ermöglichen und Über- oder Unterkodierung entgegenzuwirken. Sie werden jährlich aktualisiert und gelten nur in ihrer jeweils aktuellen Fassung. Die deutschen Kodierrichtlinien für Psychiatrie und Psychosomatik („DKR-Psych") gelten in allen psychiatrischen und psychosomatischen Kliniken Deutschlands. Im Gegensatz zu den somatischen Kliniken liegen für die Psychiatrie und Psychosomatik bislang nur wenige und allgemeine Kodierrichtlinien vor, wobei davon auszugehen ist, dass im Laufe der Jahre noch spezielle Kodierrichtlinien erstellt werden, die sich genauer mit psychiatrischen Krankheitsbildern beschäftigen. Im Umkehrschluss heißt dies aber auch, dass die Kodierrichtlinien für die somatischen Kliniken keine Wirksamkeit in den Psychiatrien und Psychosomatiken haben.

Dieses Kapitel soll einen kurzen Einblick in wichtige Kodierrichtlinien geben. Für einen umfassenden Eindruck ist die Lektüre des Volltextes zu empfehlen.

Die grundlegenden Kodierrichtlinien sind schnell erfasst:

Die Verantwortung für die korrekte Dokumentation und Kodierung eines Falles liegt beim behandelnden Arzt, der diese Aufgabe jeweils weiter delegieren kann. Damit ist die Brücke gebaut zu Kodierfachkräften und -assistenten, die die Papier- oder EDV-Akte des Patienten in Zusammenarbeit mit dem Arzt in abrechnungsrelevante Kodes (ICD-10 und OPS) verwandeln.

Sollten die Regelwerke ICD-10-GM oder OPS einmal im Widerspruch stehen zu den Kodierrichtlinien, so haben die Kodierrichtlinien in Kodierfragen immer Vorrang. Diese Regelung ist grundlegend wichtig, da es sonst dazu kommen könnte, dass verschiedene Kliniken unterschiedliche Auslegungen der Regelwerke treffen und so eine einheitliche Kodierung nicht möglich wäre.

Hauptdiagnose

Die Hauptdiagnose eines Falles wird definiert als

> „... die Diagnose, die nach Analyse als diejenige festgestellt wurde, die hauptsächlich für die Veranlassung des stationären Krankenhausaufenthaltes des Patienten verantwortlich ist."[2]

---

[2] Quelle: Deutsche Kodierrichtlinien für Psychiatrie und Psychosomatik, Version 2011, abrufbar im Internet unter http://www.g-drg.de, Seite 3

Nach Entlassung aus dem (teil-) stationären Aufenthalt des Patienten wird evaluiert, welche Krankheit oder Störung maßgeblich den Aufenthalt veranlasst hat. Hierbei werden alle Befunde und Untersuchungsergebnisse einbezogen, die im Laufe des Aufenthalts erstellt wurden. Auch Befunde, die zwar während des Aufenthalts erstellt, aber bislang nicht übermittelt wurden, sollen zur Kodierung hinzugezogen werden. Als Beispiel seien hier MRT- oder EEG-Befunde genannt.

In einigen Fällen kann es natürlich auch vorkommen, dass sich die Einweisungs- und Entlass-Hauptdiagnose unterscheiden. Hierfür liefern die Kodierrichtlinien ein gutes Beispiel:

> Ein Patient wird mit einer akuten Alkoholintoxikation aufgenommen. Nach Detoxikation stellt sich heraus, dass der Alkoholmissbrauch aufgrund exazerbierter Wahnvorstellungen bei bekannter paranoider Schizophrenie ausgelöst wurde, die behandelt wird.[3]
>
> Hauptdiagnose: Paranoide Schizophrenie
> Nebendiagnose(n): Akute Alkoholintoxikation
>   Alkoholmissbrauch

Unter Umständen kann es nun auch zu einem Paradigmenwechsel der Kodierung in den Psychiatrien führen, denn die Hauptdiagnose, die nach den Kodierrichtlinien ausgewählt wird, muss nicht zwingend aus dem Bereich „F" (Psychische und Verhaltensstörungen) des ICD-10-GM kommen. Dies dürfte vor allem für die psychiatrisch erfahrenen ärztlichen Kollegen neu sein und für Verwirrung sorgen – auch hier ist eine gute und grundsätzliche Aufklärung wichtig.

> Ein Patient wird wegen zunehmender Persönlichkeitsveränderungen (Distanzlosigkeit, Wutausbrüche, Vergesslichkeit, Konzentrationsstörungen, Stimmungsschwankungen) und Kopfschmerzen stationär aufgenommen. Der neurologische Befund und die weiterführende apparative Diagnostik ergibt die Diagnose eines Hirntumors. Es wird eine organische Persönlichkeitsstörung bei Hirntumor diagnostiziert. Der Patient wird drei Tage nach stationärer Aufnahme zur Operation des Hirntumors in die Neurochirurgie verlegt. Eine umfassende psychologisch-psychiatrische Persönlichkeitsdiagnostik wurde nicht durchgeführt.[4]
>
> Hauptdiagnose: Hirntumor
> Nebendiagnose(n): Organische Persönlichkeitsstörung

Wie auch im somatischen stationären Umfeld werden Zusatzkennzeichen (wie Symbole für Verdachts- und historische Diagnosen) für Diagnosen nicht erfasst. So sind diese zwar in der ambulanten Kodierung obligatorisch, dürfen aber nach unseren Kodierrichtlinien nicht kodiert werden.

---

[3] Quelle: Deutsche Kodierrichtlinien für Psychiatrie und Psychosomatik, Version 2011, abrufbar im Internet unter http://www.g-drg.de, Seite 5

[4] Quelle: Deutsche Kodierrichtlinien für Psychiatrie und Psychosomatik, Version 2011, abrufbar im Internet unter http://www.g-drg.de, Seite 5

Symptome, Befunde und ungenau bezeichnete Zustände sind nur dann als Hauptdiagnose zu kodieren, wenn sich dafür keine andere Diagnose finden lässt, die den Zustand spezifischer umschreibt. Hierbei sind die Anmerkungen zu Beginn des Kapitels XVIII (R) in der ICD-10-GM zu beachten.

Entsprechen zwei oder mehr Diagnosen der Definition der Hauptdiagnose, so darf der behandelnde Arzt entscheiden, welche Diagnose die Hauptdiagnose darstellt. In diesem Fall muss der behandelnde Arzt die Diagnose auswählen, die für Untersuchungen und Behandlungen die meisten Ressourcen verbraucht hat. Wichtig ist hierbei, darauf zu achten, dass es nicht zu Upcoding kommt, indem man einfach immer die Diagnose mit dem höchsten Ressourcenaufwand auswählt!

Kommt es während des Aufenthalts eines Patienten zu einer Verlegung zwischen Abteilungen, die nach Bundespflegesatzverordnung und Krankenhausentgeltgesetz abrechnen, so muss jede Abteilung nach den für sie gültigen Kodierrichtlinien und Regeln kodieren.

Ein Patient wird wegen einer Schizophrenie in die Psychiatrie aufgenommen. Während des stationären Verlaufs entwickelt der Patient ein akutes Abdomen. Nach Verlegung in die Chirurgie findet sich dort als Ursache für die Symptomatik eine akute Cholezystitis. Die Schizophrenie wird weiterbehandelt.[5]

Psychiatrie (BPflV)
Hauptdiagnose: Schizophrenie
Nebendiagnose(n):   Akutes Abdomen

Chirurgie (KHEntgG)
Hauptdiagnose: Akute Cholezystitis
Nebendiagnose(n):   Schizophrenie

Nebendiagnosen

Laut den Deutschen Kodierrichtlinien für Psychiatrie und Psychosomatik definiert sich eine Nebendiagnose als

„... eine Krankheit bzw. Störung oder Beschwerde, die entweder gleichzeitig mit der Hauptdiagnose besteht oder sich während des Krankenhausaufenthalts entwickelt."[6]

Jede Diagnose, die therapeutische oder diagnostische Maßnahmen oder einen erhöhten Betreuungs-, Pflege- und / oder Überwachungsaufwand erfordert hat, ist als Nebendiagnose zu kodieren.

Auch wenn zurzeit noch nicht bekannt ist, ob und wenn in welchem Umfang die Nebendiagnosen den Erlös steigern werden, so sind wir durch die DKR-Psych angehal-

---

[5] Quelle: Deutsche Kodierrichtlinien für Psychiatrie und Psychosomatik, Version 2011, abrufbar im Internet unter http://www.g-drg.de, Seite 8

[6] Quelle: Deutsche Kodierrichtlinien für Psychiatrie und Psychosomatik, Version 2011, abrufbar im Internet unter http://www.g-drg.de, Seite 8

ten, sie trotzdem sämtlich zu erfassen. Dabei ist es irrelevant, ob sie sich im DRG-System erlössteigernd auswirken.

Zwei Beispiele aus den Kodierrichtlinien seien hier wiedergegeben:

Ein Patient wird für die Nebendiagnosen koronare Herzkrankheit, arterieller Hypertonus und Herzinsuffizienz mit einem Betablocker behandelt.

Nebendiagnose(n): Koronare Herzkrankheit
                   Arterieller Hypertonus
                   Herzinsuffizienz

Eine 50-jährige Patientin wird zur Behandlung einer schweren Zwangsstörung (Zwangsgedanken und -handlungen, gemischt) stationär aufgenommen. In der Anamnese gibt sie eine Knieoperation vor 10 Jahren wegen eines Außenmeniskusschadens an. Danach war sie beschwerdefrei. Als junges Mädchen habe sie an einer Magersucht gelitten. Das Essverhalten sowie das Körpergewicht haben sich jedoch im frühen Erwachsenenalter normalisiert. Eine bekannte koronare Herzkrankheit wird medikamentös weiterbehandelt. Wegen anhaltender Lumbalgien wird die Patientin krankengymnastisch betreut.

Hauptdiagnose: Zwangsgedanken und -handlungen, gemischt
Nebendiagnose(n): Koronare Herzkrankheit
                   Lumbalgien

Die Nebendiagnosen erfüllen die obige Definition (Ressourcenverbrauch) und sind deshalb zu dokumentieren.

Die sonstigen Diagnosen (Z. n. OP nach Außenmeniskusschaden, Anorexia nervosa) erfüllen diese Definition nicht und werden deshalb für das künftige Entgeltsystem nicht dokumentiert. Sie sind jedoch für die medizinische Dokumentation und die ärztliche Kommunikation von Bedeutung.[7]

Diagnosen, die anamnestisch bekannt sind, aber im aktuellen Aufenthalt keine Ressourcen verbraucht haben, bzw. den oben genannten Kriterien nicht entsprechen, werden nicht kodiert. So ist es zwar vielleicht wichtig für den weiterbehandelnden Arzt, Kenntnis zu haben über eine Operation in der Jugend – wenn diesbezüglich jedoch keine Maßnahmen nötig waren, so wird die Krankheit vielleicht im Arztbrief, nicht jedoch in der Abrechnung kodiert.

Symptome unterliegen in Bezug auf die Kodierung den Regelungen für Nebendiagnosen. Hier sollte darauf geachtet werden, die Kodierung von Symptomen zu vermeiden, die ohnehin zu einer bestehenden Nebendiagnose gehören. Ist die Kodierung eines Symptoms wichtig, um die Fallabbildung darzustellen, darf es zusätzlich zur Nebendiagnose kodiert werden.

---

[7] Quelle: Deutsche Kodierrichtlinien für Psychiatrie und Psychosomatik, Version 2011, abrufbar im Internet unter http://www.g-drg.de, Seiten 8 f

Verdachtsdiagnosen. Besteht am Ende eines Aufenthalts noch eine Hauptdiagnose, die nicht befundlich gesichert, aber auch nicht ausgeschlossen wurde, so gibt es abhängig von Entlassung oder Verlegung eine unterschiedliche Kodierung.

Bei der Entlassung nach Hause kommt es darauf an, ob eine Behandlung durchgeführt wurde. Ist dies der Fall, kann die Diagnose kodiert werden. Wurde jedoch keine Behandlung durchgeführt, so darf nur das entsprechende Symptom verschlüsselt werden.

Was eine „Behandlung in Bezug auf die Verdachtsdiagnose" ist, wird in den Deutschen Kodierrichtlinien nicht genau definiert. So fragt sich, ob beispielsweise bei einem Patienten mit dem Verdacht auf eine Schizophrenie nicht auch schon ein kriseninterventioneller Support, eine kognitiv-verhaltenstherapeutische motivationale Intervention, eine gesundheitsfördernde Beratung oder ein psychoedukatives Gespräch durchaus spezifische Behandlungselemente darstellen.

Wird ein Patient in ein anderes Krankenhaus verlegt, so wird die Verdachtsdiagnose verschlüsselt. Hierbei zählen zur Diagnoseerhebung nur die Befunde, die dem verlegenden Krankenhaus zum Zeitpunkt der Verlegung vorlagen. Spätere Befunde des weiterbehandelnden Krankenhauses dürfen nicht zur Diagnosefindung genutzt werden.

Kreuz-Stern-System. Das Kreuz-Stern-System des ICD-10-GM (zur Kodierung von Herkunft und Manifestation einer Krankheit) gilt auch für die Psychiatrie und Psychosomatik. Eine Beschreibung dieses Systems finden Sie in jeder Auflage des ICD-10-GM. Wichtig hierbei ist, dass in derselben Reihenfolge kodiert wird, in der die Sekundär-Diagnosekodes im Alphabetischen oder Systematischen Verzeichnis erscheinen.

Prozeduren. Während des stationären Aufenthalts werden am Patienten verschiedene Leistungen erbracht. Sämtliche erbrachte Leistungen, die im OPS 2011 enthalten sind, müssen auch kodiert werden. Dies umfasst neben den „typisch psychiatrischen" Kodes auch alle anderen Schlüssel, wenn sie nicht den Einrichtungen vorbehalten sind, die nach KHG § 17b abrechnen.

Zwar gibt es den Hinweis auf nicht vollendete oder unterbrochene Prozeduren, der besagt, dass in Fällen, in denen es keinen Kode für eine misslungene Prozedur gibt, keine Teilleistung kodiert werden kann oder die Leistung nicht nahezu vollständig erbracht wurde, die geplante, aber nicht komplett durchgeführte Prozedur kodiert werde darf. Doch ist bislang nicht sicher, wie mit geplanten Subprozeduren umzugehen ist.

Beispielsweise plant ein Psychotherapeut einen 25-minütigen Gesprächstermin, doch der Patient erscheint nicht oder ist nicht in der Lage dazu. Viele Therapeuten würden nun verständlicherweise gern die verlorene Zeit trotzdem als Therapieeinheit anrechnen lassen. Nach der aktuellen Lage der Kodierrichtlinien und Informationen ist hiervon jedoch abzuraten, da dies zu einem Missbrauch des Systems im Sinne des Upcodings führen könnte. Und so lange keine eindeutige Stellungnahme seitens des DIMDI oder InEK, bzw. keine Kodierrichtlinie hierzu vorliegt, sollten unterbrochene oder nicht durchgeführte Subprozeduren nicht zur Berechnung von Therapieeinheiten herangezogen werden.

Die Prozeduren aus dem Bereich 9-60 bis 9-63 („Behandlung bei psychischen und psychosomatischen Störungen und Verhaltensstörungen bei Erwachsenen") sowie 9-65 bis 9-68 („Behandlung bei psychischen und psychosomatischen Störungen und Verhaltensstörungen bei Kindern und Jugendlichen") sind jeweils einmal die Woche anzugeben. Relevant hierbei ist der jeweils erste Behandlungstag der Behandlungswoche.

Ein sehr anschauliches Beispiel der Kodierrichtlinien für Psychiatrie und Psychosomatik sei hier dargestellt:

Ein 25-jähriger Patient wird am Donnerstag, den 04. August aufgrund eines seit fünf Tagen akut aufgetretenen selbst- und fremdgefährdenden Verhaltens auf einer psychiatrischen Station gesetzlich untergebracht. Der Antrieb ist angstgetönt gesteigert. Es zeigt sich starke und schnelle Erregbarkeit mit fremdaggressivem Verhalten. Aufmerksamkeit und Konzentration sind schwer beeinträchtigt. Der formale Gedankengang ist inkohärent bis zerfahren; ferner wird über akustische Halluzinationen in Form von kommentierenden Stimmen berichtet. Der Patient ist in der ersten Woche (von Donnerstag, 04. 08. bis Mittwoch, 10. 08.) des stationären Aufenthaltes misstrauisch, kaum kontaktfähig. Ein geordnetes Gespräch ist nicht möglich. Affektiv besteht hochgradige Gespanntheit. Immer wieder äußert der Patient Suizidabsichten mit konkreten Ausführungsplänen. Eine Intensivbehandlung ist erforderlich. Viele therapeutische Kurzkontakte sind nötig, die jeweils weit unter einer Zeitdauer von 25 Minuten liegen. In der zweiten Woche (von Donnerstag, 11. 08. bis Montag, 15. 08.) ist die psychotische Symptomatik weitgehend remittiert, der Patient ist zunehmend stabiler. Therapeutische Einzelkontakte finden von Seiten des Pflegepersonals am 14. 08. und 15. 08. und von ärztlicher Seite am 15. 08. über jeweils 25 Minuten statt. Ab Dienstag, 16. 08. bedarf der Patient keiner Intensivbehandlung mehr, so dass ein Wechsel der Behandlungsart mit Einstufung in die Regelbehandlung erfolgt und die Unterbringung ab diesem Tag aufgehoben wird. In der Woche von Dienstag, 16. 08. bis Montag, 22. 08. werden ab Mittwoch, 17. 08. von der Pflege 5 und vom Arzt 3 Therapieeinheiten erbracht. Von Dienstag, 23. 08. bis zur Entlassung des Patienten am Freitag, 26. 08. werden von der Pflege 4 und vom Arzt 3 Therapieeinheiten erbracht.

Hauptdiagnose: F23.2, Akute schizophreniforme psychotische Störung

Prozeduren
Leistungsperiode 1: Do. 04. 08. bis Mi. 10. 08.
                    Intensivbehandlung (mit zwei Merkmalen)
                    OPS: 9-614.0
                    Bezugsdatum: Do. 04. 08.
Leistungsperiode 2: Do. 11. 08. bis Mo.15. 08.
                    Intensivbehandlung (mit zwei Merkmalen)
                    OPS: 9-614.10, 9-614.20
                    Bezugsdatum: Do. 11. 08.

Wechsel der Behandlungsart
Leistungsperiode 3: Di. 16. 08. bis Mo. 22. 08.
                    Regelbehandlung
                    OPS: 9-605.1, 9-606.2
                    Bezugsdatum: Di. 16. 08.
Leistungsperiode 4: Di. 23. 08. bis Fr. 26. 08. (Entlassung)
                    Regelbehandlung
                    OPS: 9-605.1, 9-606.1
                    Bezugsdatum: Di. 23. 08.

Anmerkung: Aus Anschauungsgründen sind in diesem Beispiel die Therapieeinheiten auf wenige beschränkt. Auch werden aus gleichen Gründen nur die Komplexkodes, die den Hinweis beinhalten, dass der Kode in der Regel einmal pro Woche anzugeben ist, aufgeführt. Auf andere, ebenfalls zu kodierende Kodes bzw. Leistungen, wie beispielsweise die Einstufung in die Behandlungsbereiche und Behandlungsarten nach der Psychiatrie-Personalverordnung (Psych-PV) oder Zusatzkodes wurde an dieser Stelle bewusst verzichtet.[8]

Fallen bei einem Patienten während des Aufenthalts Leistungen an, die routinemäßig bei annähernd allen Patienten durchgeführt werden, so sind diese Leistungen nicht als Prozedur zu kodieren. Oftmals erkennt man diese Leistungen daran, dass sie gar nicht erst im OPS 2011 auftauchen. In der nachfolgenden Liste finden Sie Beispiele für nicht verschlüsselbare Leistungen. Diese Liste wurde aus den Kodierrichtlinien für das DRG-System übernommen, so dass davon auszugehen ist, dass sie noch im Laufe der Zeit Veränderungen erfahren wird.

Beispiele für nicht-kodierbare Prozeduren[9]:
- Gipsverbände mit Ausnahme aufwändiger Gipsverbände (8-310)
- Verbände, außer bei großflächigen und schwerwiegenden Hauterkrankungen (8-191)
- Kardioplegie
- Kardiotokographie (CTG)
- Medikamentöse Therapie mit folgenden Ausnahmen:
  - Bei Neugeborenen
  - Nicht-antibiotische Chemotherapie
  - Systemische Thrombolyse
  - Immunglobulin-Gabe
  - Gabe von Gerinnungsfaktoren
  - Andere Immuntherapie (8-547)
  - Antiretrovirale Therapie
  - Medikamente von 6-00
- Echokardiographie
- Ruhe-EKG
- Langzeit-EKG
- Belastungs-EKG
- 24-Stunden-Blutdruckmessung
- Legen einer Magensonde
- Legen eines transurethralen Blasenkatheters
- Subkutane Medikamenten-Gabe, z. B. Heparin
- Blutentnahme
- Aufnahme- und Kontrolluntersuchung
- Visite
- Konventionelle Röntgenuntersuchungen

---

[8] Quelle: Deutsche Kodierrichtlinien für Psychiatrie und Psychosomatik, Version 2011, abrufbar im Internet unter http://www.g-drg.de, Seite 20f
[9] Quelle: Deutsche Kodierrichtlinien, 2011, Seite 50

- Lungenfunktionstest mit Ausnahme von pneumologischen Funktionsuntersuchungen (1-71)
- Blutgas-Analyse in Ruhe
- Atemgas-Analyse
- Sonographien mit Ausnahme der Endosonographie und der komplexen differential-diagnositischen Sonographie mit digitaler Bild- und Videodokumentation

5 Spezielle Probleme

Christian Schulz-Du Bois

Ungelöstes im OPS-Katalog

Fixierungen, Zwangsmedikationen und andere Lücken. Der Operationen- und Prozedurenschlüssel liefert die Möglichkeit, mit Therapieeinheiten jeweils geplante und offensichtliche Therapien zu kodieren, die mindestens 25 Minuten oder länger dauern. Doch viele andere wichtige therapeutische Maßnahmen sind bei der Bemühung um eine Pauschalierung unberücksichtigt geblieben. Sie sollen unter die Grundpauschale der Komplexbehandlung fallen.

Eine besonders personalintensive Maßnahme, für die es keine adäquate Kodierungsmöglichkeit gibt, ist die Durchführung einer Fixierung bei akuter Fremdgefährdung oder bei akuter Eigengefährdung mit hoher Anspannung. Ähnlich aufwendig können Zwangsmedikationen sein, bei denen eine hohe Personalpräsenz erforderlich ist.

Ebenso wenig erfasst werden können wiederholte Gespräche mit Patienten, etwa zur Strukturierung und Motivation, als Beruhigung oder Coaching, die weder jeweils 25 Minuten Dauer erreichen, noch das Kriterium der Krisenbetreuung erfüllen. Auch Alterspatienten können einen hohen Aufwand in Form von wiederholter kurzer Zuwendung und Anleitung erfordern, ohne dass vielleicht überhaupt eine einzige ganze Therapieeinheit erfüllt wird.

Eine weitere wesentliche Lücke ist die fehlende Möglichkeit zur Dokumentation von Gesprächen mit Angehörigen, Betreuern, Behördenvertretern und Richtern für die Berufsgruppe der Spezialtherapeuten und Pflegefachkräfte. Hierdurch befürchten insbesondere die Sozialpädagogen eine erhebliche Unterrepräsentanz ihrer Tätigkeit für den Patienten.

Auch koordinierende und supervidierende Tätigkeiten können nicht kodiert werden. Hierbei wurde möglicherweise befürchtet, dass Fehlanreize für eine Verlagerung der Beschäftigung mit dem Patienten zu Teambesprechungen gesetzt werden könnten. Dennoch ist gerade die Besprechung von Patienten ein ganz wesentlicher Faktor, um therapeutische Ziele und Interventionen optimal aufrechterhalten zu können bei einem immerzu sich wandelnden und den Therapeuten miteinbeziehenden Gegenüber.

Die Pflege kann keine Krisenintervention erfassen – warum nur? Im Operationen- und Prozedurenschlüssel werden für die Kodierung ungeplanter Gespräche mit Patienten und/oder Angehörigen die Zusatzinformation der kriseninterventionellen Behandlung zur Verfügung gestellt. Nur die Berufsgruppen der Ärzte und Psychologen können diese für die OPS-Leistungserfassung dokumentieren.

Doch warum gehen die Verfasser des OPS davon aus, dass nur Therapeuten kriseninterventionelle Gespräche führen? Haben sie Kriseninterventionen durch Pflegefachkräfte der Grundpauschale zugerechnet, weil sie darin keinen kostentrennenden Faktor sahen, oder weil sie einen falschen Umgang mit dem OPS befürchteten? Wollten sie eine übermäßige Belastung der Pflegefachkräfte durch Dokumentationspflicht jedes Gesprächs vermeiden?

Die Realität auf den Stationen einer Psychiatrie sieht nach unseren Erfahrungen anders aus. Die Pflegefachkräfte beteiligen sich im Sinne des OPS an der kriseninterventionellen Therapie der Patienten, beispielsweise wenn sie bei einer Patientin mit Borderlinestörung zur kriseninterventionellen stationären Therapie coachende und verhaltenstherapeutische Interventionen durchführen.

Die Dokumentation der Zusatzinformationen stellt besondere Anforderungen an die möglicherweise ganz unterschiedlichen medizinischen Fachkräfte, welche diese durchführen. Eine Erleichterung durch die Beschränkung der kriseninterventionellen Behandlung des OPS auf die ärztliche und die psychologische Berufsgruppe ist nicht erkennbar.

Verstreute Spezialbereiche. Die aufwendige Diagnostik (1-903) kann beispielsweise eine biographische oder soziale Anamnese, eine Differential- und Komorbiditätsdiagnostik, Selbstbeurteilungs-Fragebögen und psychologische und neuropsychologische Diagnostik beinhalten. Diese Leistung kann dokumentiert werden, wenn die Diagnostik mindestens zwei Stunden an jeweils einem Tag dauerte. Es ist noch nicht bekannt, ob die Diagnostikziffer höher oder niedriger als vier Therapieeinheiten vergütet werden wird.

Die Elektrokrampftherapie (EKT, 8-630) ist eine sehr aufwendige Methode, die vorbereitende Untersuchungen und Beratungen, Aufklärung, Anästhesie und Überwachung verlangt. Ob die hierfür erbrachten Leistungen mit dem nur zwischen weniger oder mehr als acht Behandlungen unterscheidenden OPS-Kode abgedeckt werden, ist noch nicht bekannt.

Es ist von einer zukünftigen Erweiterung der Ziffer oder der Einführung einer speziellen EKT-OPS-Ziffer in den Zusatzinformationen auszugehen. An EKT-Tagen und ein bis zwei Tage danach ist unserer Auffassung nach wegen der hohen psychischen Belastung für den Patienten und der Gefahr von Desorientiertheit und Manie eine Intensivbehandlung laut Psych-PV und OPS indiziert.

Eine hochaufwendige Pflege (9-200–9-202) kann mittels Pflegekomplexmaßnahmen-Scores (PKMS) erhoben und danach als OPS-Schlüssel kodiert werden, sofern mindestens 43 Aufwandspunkte gesammelt wurden. Der Score ist Körpermedizin-lastig, sodass psychiatrische Pflege meistens besser mit Therapieeinheiten abgebildet sein dürfte.

Da eine Vergütung somatischer Faktoren für Einrichtungen der Psychiatrie und Psychosomatik noch nicht absehbar ist, ist der Aufwand für die regelmäßige Durchführung des PKMS bei pflegeaufwendigen Patienten aus jetziger Perspektive noch unverhältnismäßig.

Für den Konsiliardienst der Psychiatrie und Psychotherapie oder Psychosomatik und Psychotherapie kommen OPS-Ziffern aus dem Bereich der Psychosozialen, psychosomatischen und neuropsychologischen Therapie (9-40) und der Psychotherapie (9-41) in Betracht, welche zusammen mit der psychischen Diagnose zu einer DRG-Fallpauschale beitragen können. Leistungen im Liaisondienst werden mit der OPS-Ziffer 9-412 vom DRG-Krankenhaus verschlüsselt.

Fallstricke und Tipps

Übergeordnete Hinweise. Unter dem Titel des ersten Psych-OPS-Kapitels (9-60) sind „übergeordnete Hinweise" aufgeführt. Sie betreffen die stationäre Behandlungsindikation, die Therapieplanung und die wöchentlichen Teambesprechungen. Diese grundlegend wichtigen Bedingungen müssen erfüllt sein, bevor überhaupt Leistungen mit dem OPS-Schlüssel kodiert werden können. Sie verlangen eine zusätzliche Dokumentationsmöglichkeit, wenn sie nicht bereits auf einem Therapiekonzept-Bogen miterfasst wurden.

Die Frage, wann eine Behandlungswoche beginnt, wie lange sie ist und mit welchem Tag die kodierten OPS verknüpft werden sollen, muss der dokumentierende medizinische Mitarbeiter nicht beantworten. Die Dokumentation kann vom Kodierer in Verbindung mit den täglich kontrollierten Psych-PV- und Komplexbehandlungs-Listen korrekt zugeordnet werden.

Der Kodierer lässt die erste Behandlungswoche mit dem Aufnahmedatum beginnen. Bei jedem Wechsel einer Komplexbehandlung, beispielsweise von der Intensivbehandlung zur Regelbehandlung, beginnt eine neue Behandlungswoche. Eine Änderung der Intensivmerkmale löst keine neue Behandlungswoche aus, die höchste Anzahl von Intensivmerkmalen während der Behandlungswoche wird verwendet.

Spätestens nach sieben Tagen beginnt immer eine neue Behandlungswoche. Die jeweils gesammelten Leistungen werden immer der zugehörigen Behandlungswoche angerechnet, egal wie lang sie ist, damit ergibt sich eine jeweils auf die Grundeinheit Tag heruntergebrochene Leistungserfassung. Die OPS-Kodes einer Behandlungswoche werden immer ihrem Anfangsdatum zugeordnet.

Therapieeinheiten. Eine Therapieeinheit kommt üblicherweise durch die therapeutische oder pflegerische Beschäftigung mit einem Patienten zustande. Ärzte und Psychologen können auch Gespräche mit Angehörigen, Betreuern, Richtern oder Behördenvertretern dokumentieren. Für Sozialpädagogen ist dies nicht ausdrücklich vorgesehen, obwohl solche Gespräche einen besonders großen Anteil ihrer Arbeit ausmachen.

Für die kinder-jugendpsychiatrischen Therapieeinheiten werden in den allgemeinen Hinweisen auch Familientherapie oder Elterngespräche zugelassen, vermutlich für alle Berufsgruppen. In den ärztlichen und psychologischen Therapieverfahren werden Elterngespräche, Familiengespräche und Familientherapie und / oder Gespräche mit Bezugspersonen aus dem Herkunftsmilieu (z. B. Jugendhilfe, Pflegefamilie) aufgezählt, in den Therapieverfahren der pädagogisch-pflegerischen Fachkräfte und der Spezialtherapeuten gezielte Anleitungen der Eltern.

In Einzel- und Gruppentherapien können höchstens zwei Therapeuten ihre Leistung mittels Dokumentation anrechnen. Somit können ausführliche diagnostische oder therapeutische Gespräche, an denen zwei medizinische Mitarbeiter beteiligt sind, abgebildet werden. Die Aufnahmeuntersuchung, Visiten, Kurzkontakte und Grundpflege sind dagegen in der Grundpauschale enthalten.

Gruppentherapien erfordern eine umfangreiche OPS-Dokumentation, da alle teilnehmenden Patienten dokumentiert werden. Die hierfür notwendige Dokumentationszeit sollte nicht unterschätzt werden. Hier gilt in besonderem Maße, dass eine Dokumentation nie unerledigt liegenbleiben sollte, da man die Teilnahme an Gruppen am nächsten Arbeitstag bestimmt nicht vollständig erinnern kann.

Intensivbehandlung. Für die Intensivbehandlung wird angenommen, dass der Schwerpunkt der Behandlung zumeist bei häufigen, nicht planbaren und zeitlich begrenzten Einzelkontakten liegt, da die Patienten meistens nicht gruppenfähig sind. Die zwar aufwendigen, aber nicht in Therapieeinheiten darstellbaren therapeutischen Kontakte sind in einer dafür höheren Grundpauschale enthalten.

Die Gruppenfähigkeit bezieht sich möglicherweise besonders auf psychotherapeutische Gruppen, dies muss also nicht ausschließen, dass die Patienten an tagesstrukturierenden Gruppenaktivitäten teilnehmen. Falls sie dabei die Station verlassen, müssen sie allerdings von Fachpersonal begleitet werden.

Nicht im OPS, sondern in den in 2009 aktualisierten Psych-PV-Eingruppierungsregeln wird nämlich definiert:

> Die Einstufung in die Intensivbehandlung ist nicht mit Beurlaubung, freiem Ausgang von der Station oder in Patientengruppen vereinbar.

Theoretisch könnte hier also eine die Kodierung verkomplizierende Situation entstehen, in welcher ein Patient nach Psych-PV nicht intensiv, nach OPS aber doch intensiv behandlungspflichtig ist. Die OPS-Intensivmerkmale verlangen aber ebenfalls eine akute, nicht nur latente Eigen- oder Fremdgefährdung, beziehungsweise andere akute Syndrome, die ebenfalls in der Sache mit freiem Ausgang von der Station nicht gut vereinbar sind.

Hierin liegt ein kritischer Punkt des Neuen Entgeltsystems, da es hier quasi-normativ wirkt. Andererseits ist diese kritische Bedingung folgerichtig und dürfte überwiegend der gängigen Praxis entsprechen.

Bei der psychiatrischen Intensivbehandlung von Kindern und Jugendlichen werden zur Berechnung der Zeiten für die Einzelbetreuung Einzelkontakte durch Angehörige aller Berufsgruppen gleichermaßen berücksichtigt. Bei Einzelbetreuung durch mehr als eine Person (2:1 oder 3:1) sind die jeweiligen Zeiten für jede betreuende Person anzurechnen. Angerechnet werden auch Zeiten für eine Beaufsichtigung mit „Sichtkontakt" und eine Begleitung bei sozialen Aktivitäten, z. B. Mahlzeiten oder Freizeit.

Psychotherapie und Psychosomatik. Um einen Patienten in die Psychotherapeutische Komplexbehandlung der OPS-Leistungserfassung einteilen zu können, müssen die Indikation für eine Psychotherapie und eine ausreichende Motivation und Introspektionsfähigkeit des Patienten im Voraus geklärt werden. Dies sollte auf einem Therapiekonzept-Bogen dokumentiert werden.

Diese Bedingung ist in gewisser Weise rekursiv, denn sie kann in bereits psychotherapeutischen diagnostischen und therapeutischen Gesprächen geklärt werden. Das erfordert, die OPS-Psychotherapie-Leistung ständig mit zu bedenken, um sie gegebenenfalls rechtzeitig in der täglichen Psych-PV-Eingruppierung und OPS-Behandlungsbereichs-Einteilung auch anwählen zu können.

Die OPS-Psychotherapie verlangt mindestens drei ärztliche oder psychologische Therapieeinheiten pro Woche. Diese Voraussetzung ist mit einem längeren und einem kürzeren Einzelgespräch pro Woche erfüllt. Statt eines zweiten Gesprächs könnten auch zwei längere psychotherapeutische Gruppentherapien die dritte verlangte Therapieeinheit generieren.

Fällt eine der geplanten Therapien aus, dann ist die rechnerische Bedingung nicht mehr erfüllt, und die Behandlung muss für die betreffende Woche als Regelbehandlung verschlüsselt werden. Dies muss nicht vom Therapeuten jeweils beobachtet werden, sondern vom Kodierer, im günstigsten Fall sogar automatisch von der Kodier-Software.

Ähnliche Mindestanforderungen muss auch eine Behandlung in der Psychosomatik erfüllen, damit eine Psychosomatisch-psychotherapeutische Komplexbehandlung verschlüsselt werden kann. Darunter sind auch diagnostische Verfahren ausdrücklich genannt. Hier empfiehlt sich ein Blick in den Text des OPS-Katalogs, ob tatsächlich eines der genannten Verfahren vor Ort eingesetzt wird. Auch hier haben die Verfasser des OPS sinnvolle und gängige Verfahren gewählt. Zudem wird eine somatisch-medizinische Aufnahmeuntersuchung gefordert.

Neben einem geeigneten psychosomatischen Therapieverfahren wird eine wöchentliche Teambesprechung und Therapieplanung verlangt:

> Einsatz eines psychodynamischen oder kognitiv-behavioralen Grundverfahrens als reflektiertem Mehrpersonen-Interaktionsprozess mit wöchentlicher Teambesprechung je stationärer Einheit von mindestens 60 Minuten mit wochenbezogener schriftlicher Dokumentation bisheriger Behandlungsergebnisse und weiterer Behandlungsziele.

Alles klar?

Auch für die psychosomatische Komplex-OPS muss eine quantitative Voraussetzung erfüllt sein, diese verlangt, genau wie bei der psychotherapeutischen OPS, drei ärztliche oder psychologische Therapieeinheiten pro Woche.

Berufsgruppen. Bei der Regelbehandlung, der Intensivbehandlung und der Psychotherapeutischen Komplexbehandlung werden ärztliche und psychologische, sowie pflegerische und spezialtherapeutische Therapieeinheiten jeweils zusammengefasst. Bei der Psychosomatischen Komplexbehandlung sind die Therapieeinheiten getrennt für Ärzte, Psychologen, Spezialtherapeuten und Pflegefachkräfte zu kodieren. Bei der Intensivbehandlung von Kindern und Jugendlichen wird gar nicht nach Berufsgruppen unterschieden.

Der Kodierer sollte diese Komplexität des Regelwerks kennen, für die medizinischen Mitarbeiter bleibt unverändert gleich, dass sie ihre Leistungen jeweils persönlich dokumentieren müssen.

Zusatzinformationen. Bei der Verschlüsselung einer kriseninterventionellen Behandlung findet sich ein Fallstrick, der auf einer etwas unsystematischen Definition der erforderlichen Zeitdauer beruht. Hierbei sind nicht, wie bei der Aufwendigen Diagnostik oder bei der 1:1-Betreuung, als Mindestzeit 2 Stunden vorgegeben. Der OPS-Katalog schreibt das Erreichen von *mehr als* 1,5 Stunden pro Tag vor.

Bei dieser Zusatzinformation genügt nicht, wie sonst im gesamten übrigen OPS üblich, das Erreichen einer definierten Zeit, sondern es wird deren Überschreiten verlangt. Dieser Schlüssel verfällt also, wenn der dokumentierende Therapeut nur genau 1,5 Stunden aufschreibt. Er müsste wenigstens eine Minute mehr belegen.

Eine Krisenintervention kann nur vergütungsrelevant als OPS-Kode verschlüsselt werden, wenn sie von der ärztlichen oder der psychologischen Berufsgruppe geleistet wurde. Eine besonders lange Betreuung eines Patienten durch den Pflegefachdienst könnte vielleicht alternativ als 1 : 1-Betreuung dokumentiert werden.

Die Krisenbetreuung und die 1 : 1-Betreuung verlangen keine zeitlich zusammenhängende Therapie, wie die Therapieeinheiten. Über den ganzen Behandlungstag betrachtet, kommen vielleicht nur dann mehr als 1,5 Stunden, beziehungsweise 2 Stunden zusammen, wenn die gesammelten Zeiten aller drei Tagesschichten addiert werden.

Hierdurch wird eine weitere schon vorhandene Dokumentationsform für das System der Leistungserfassung mit Operationen- und Prozedurenschlüsseln mitverwendet werden müssen: Die Übergabe-Gespräche zwischen Berufsgruppen, Tagesschichten und Abteilungen. Die Frühschicht wird ihre Krisen- oder Betreuungszeiten nur sammeln und dokumentieren, wenn absehbar ist, dass in der Tagessumme die OPS-Voraussetzung erfüllt werden könnte. Die nächste Schicht wird wiederum nur dann ihre Stunde Krisenzeiten dokumentieren, wenn sie von der Frühschicht über die bereits gesammelte Stunde unterrichtet wird.

Die kriseninterventionelle Behandlung umfasst Kontakte mit dem Patienten und / oder den Kontaktpersonen des Patienten.

Mutter-Kind-Setting. Eine gewisse Verwechslungsgefahr könnte bei den Erfordernissen der Dokumentation der Mutter-Kind-Zusatzinformation zu Fehlern führen. Dieser OPS-Schlüssel ist zunächst einmal eine Zusatzinformation, die jeweils über die Dauer der Mutter-Kind-Behandlung täglich immer wieder angekreuzt werden muss.

Die Therapien, welche die Mutter erhält, werden unter der Regelbehandlung oder der Psychotherapeutischen oder Psychosomatischen Komplexbehandlung jeweils wie üblich dokumentiert.

Die Kinderbetreuung, die während der Therapien der Mutter durchgeführt wird, soll ebenfalls auf die Komplexbehandlung der Mutter angerechnet werden. Dies wird von der ausführenden Berufsgruppe dokumentiert.

Was wird aus meinen Leistungen?

Dokumentierqualität. Wer die neue Mühe des Dokumentierens erfolgreich in seine medizinische Arbeit integriert hat, löst damit auf verschiedenen Ebenen Wirkungen aus.

Die gesammelten Leistungsdaten werden vom Kodierer ausgewertet. Hierzu dient meist eine Kliniksoftware, nur noch selten dürfte Handarbeit erforderlich sein. Die Tätigkeit der Verschlüsselung ist patientenbezogen organisiert, es ist nicht vorgesehen und nicht zulässig, hierdurch die Arbeitsleistung eines Mitarbeiters zu durchleuchten.

Das Resultat der Kodiertätigkeit ist eine Liste von OPS-Schlüsseln. Für eine Behandlungswoche ergeben sich mindestens zwei, höchstens 24 Kodes. In ihnen ist die Grundpauschale sowie die Leistungen pauschaliert enthalten. Die OPS-Kodes werden zusammen mit den Diagnosen zur Abrechnung an die Krankenkassen übermittelt. Die Vergütung ist unterschiedlich hoch, je nach Grundpauschale und Anzahl der medizinischen Leistungen.

Die medizinischen Leistungen, sprich die Therapieeinheiten und Zusatzinformationen, bestimmen also die Höhe des Entgelts mit. Unabhängig von der tatsächlichen Qualität und von der Menge der tatsächlich geleisteten Arbeit an einem Patienten ist somit auch die Dokumentierqualität maßgeblich wichtig für den wirtschaftlichen Erfolg des Krankenhauses. Die Dokumentation unserer Leistungen muss also möglichst vollständig, korrekt und nachvollziehbar sein, damit unser Arbeitsergebnis sich in einem angemessenen Erlös widerspiegelt.

Weil das Regelsystem des Neuen Entgeltsystems komplex und uneinheitlich ist, steht zu befürchten, dass aus Unsicherheit über die Zulässigkeit manche eigentlich abrechnungsrelevante Leistung nicht dokumentiert wird. Neben dem Besuch der Schulungen über das Neue Entgeltsystem ist daher auch ein gelegentlicher Blick in den OPS-Katalog unumgänglich, um sich detaillierte Kenntnisse zu erwerben und möglichst viele geleistete Arbeit auch abzubilden.

Manche medizinische Leistung kann nicht dokumentiert werden, weil sie im Operationen- und Prozedurenschlüssel (OPS) nicht aufgelistet ist. Die Verfasser des OPS haben versucht, möglichst nur eine Dokumentation solcher Leistungen zu verursachen, die eine Kostentrenner-Funktion aufweisen. Eine nicht im OPS-Katalog aufgeführte Leistung ist dann wahrscheinlich in der Grundpauschale enthalten, die je nach Behandlungsbereich unterschiedlich hoch ausfällt.

Hierbei kommt also der regelmäßigen und korrekten täglichen Kontrolle der Psych-PV- und OPS-Behandlungsbereiche eine wichtige Rolle zu. Die Intensivmerkmale tragen ebenfalls zur Höhe der Grundpauschale bei, sie dürfen daher nicht übersehen werden.

Gegenwärtig werden die Erlöse zwar noch nicht direkt abhängig von den OPS errechnet, dies wird erst ab 2013 erfolgen. Doch die Krankenhäuser sind seit 2010 verpflichtet, die OPS mit der Abrechnung bereits einzureichen. Aus den Kodes der Jahre 2011 und vor allem 2012 werden die Relativgewichte für die Erlösberechnung ab 2013 entwickelt, daher ist eine möglichst korrekte Dokumentation und Kodierung bereits jetzt von Bedeutung.

Welche Auswirkungen das Wegfallen der bisherigen Möglichkeit zu Zwischenabrechnungen mit sich bringen wird, ist noch nicht abzusehen. Offensichtlich ist aber bereits jetzt, dass nur zeitnah dokumentierte Leistungen überhaupt noch in die Abrechnung einfließen werden, die zukünftig noch schneller als bisher nach Entlassung möglichst fehlerlos und vollständig erfolgen muss.

Shifting des Systems. Das Neue Entgeltsystem, insbesondere die Leistungserfassung und OPS-Verschlüsselung, setzt teilweise erhebliche Anreize für Veränderungen, die manchmal erwünscht, teils aber auch als Fehlanreize ungünstig sein können, und die zu einer Verschiebung (Shifting) einiger Systemteile führen könnten.

Ein möglicher Anreiz innerhalb der OPS-Gewichtung könnte zu einer Zunahme von Gruppentherapien führen. Eine Gruppentherapie ergibt einen etwas günstigeren Therapieeinheitenwert, als eine Einzeltherapie.

Ein möglicher Fehlanreiz der Pauschalierung könnte bewirken, dass eine Tendenz zum Einsparen von Leistungen, die mit der Grundpauschale vergütet werden, auftritt. Im DRG-Bereich und im ambulanten Sektor sind solche Effekte teilweise zu erkennen.

Weil der mit Einführung des Neuen Entgeltsystems zusätzliche administrative Aufwand, der von den medizinischen Leistungserbringern zu besorgen ist, ohne eine höhere Personalbesetzung erreicht werden muss, ist eine weitere Rationalisierung der Tätigkeit am Patienten zu erwarten.

Unklar ist, ob in einem Bereich, in dem das persönliche Gespräch und menschliche Zuwendung eine besondere Rolle spielen, noch sehr viel Spielraum für weitere Prozessoptimierungen ist. Um den Anforderungen entsprechen zu können, ist eine zunehmende Technisierung, auch mit Verwendung von mobilen Computern, zu erwarten.

Ein möglicherweise beabsichtigter Anreiz wäre in der Erbringung von mehr Leistungen zu sehen, um dadurch höhere Erlöse zu erwirtschaften. Als mögliche negative Folge davon wird der Hamsterradeffekt befürchtet, der eintritt, wenn eine quantitative Zunahme der Leistungen aufgrund des gleichbleibenden Gesamtbudgets zu einer Abwertung der Pauschale führt.

Ein möglicher Fehlanreiz für eine personelle Unterbesetzung könnte über geringere Erlöse eine Negativspirale auslösen und ist deshalb eher unwahrscheinlich.

Als besonders negative Auswirkung wird eine theoretisch mögliche Tendenz zur Therapie von Patienten mit weniger schwerer Erkrankung, aber guter Abrechenbarkeit befürchtet. Ob eine solche Entwicklung eintreten kann, hängt sehr davon ab, als wie zutreffend sich die im OPS-Katalog implizit enthaltenen Kostentrenner erweisen werden.

Das Neue Entgeltsystem für psychiatrische und psychosomatische Einrichtungen nach KHG, § 17d setzt keine Anreize mit einer Wirkung auf die Verweildauer, wie im DRG-System. Die Verweildauer wird viel stärker vom Aufnahmedruck, von der Therapieplanung und von der Möglichkeit, in eine ambulante Weiterbehandlung entlassen zu können, bestimmt.

Da ein Kodieren durch die jeweils für einen Patienten verantwortlichen Ärzte gleichzeitig fehlerträchtig wie ineffizient wäre, werden neuerdings an vielen psychiatrischen Kliniken Kodierer und Medizincontroller eingesetzt. Diese tragen nicht nur zu einer Sicherung der Krankenhauserlöse bei, sondern durch Case Management auch zu einem verbesserten Aufnahme- und Entlassungsmanagement.

Möglicherweise werden durch die gesammelten Leistungsdokumentationen der ersten Jahre auch weitere kostentrennende Leistungen sichtbar, die jetzt noch nicht absehbar waren. Neben einer kontinuierlichen Zunahme der reinen Anzahl an OPS, wie sie beim DRG-System zu beobachten war, ist bei der erkennbar differenzierten und durchdachten Ausgestaltung des Neuen Entgeltsystems für Psychiatrie und Psychosomatik auch mit einer qualitativen Weiterentwicklung zu rechnen.

Aus den Erfordernissen für das Neue Entgeltsystem folgen auch neue Notwendigkeiten für weiter differenzierende Kalkulationen, welche die Entstehung von Kosten und die Erarbeitung von Erlösen noch deutlicher zuordnen. Dies könnte auch dazu führen, dass Quersubventionen kritischer als bisher hinterfragt werden.

Was wird der MDK prüfen? Bislang lag das Hauptaugenmerk des Medizinischen Dienstes der Krankenversicherung (MDK) darauf, auffällig lange stationäre und teilstationäre Verweildauern zu hinterfragen. Eine ungerechtfertigt lange Verweildauer wird als sekundäre Fehlbelegung bezeichnet.

Beispielsweise wurden bei psychiatrischen tagesklinischen Behandlungen die Verweildauern angezweifelt, die länger waren als die stationärer Therapien. Tageskliniken, denen oft auch die teilstationäre Fortführung stationärer Behandlungen obliegt, kommt daher eine besondere Verantwortung beim Entlass-Management zu.

Seit der Einführung des Fallpauschalensystems (DRG-Systems) spielt der Aspekt der zu langen Verweildauer bei der MDK-Prüfung somatischer Krankenhausbehandlungen laut § 17c KHG nur noch eine geringe Rolle.

Da Kosten, die aus einer überdurchschnittlichen oder überzogenen Verweildauer resultieren, im DRG-System vom Kostenträger nicht übernommen werden müssen, wird vielmehr umgekehrt geprüft, ob auch keine verfrühten Entlassungen bei komplizierten Verläufen vorgenommen wurden.

Weil in psychiatrischen und psychosomatischen Einrichtungen jeweils tagesbezogen kodiert und vergütet wird, ist in diesen Fächern hingegen zu erwarten, dass das Thema der sekundären Fehlbelegung weiter eine große Bedeutung behalten wird.

Nach unserer Einschätzung wird es in strittigen Fällen besonders darauf ankommen, ob die fortgesetzte stationäre (oder teilstationäre) Behandlungsindikation auf einem Therapiekonzept-Bogen dokumentiert wurde.

Vergleichbar wird vielleicht zukünftig auch mit Eingruppierungen in höher vergütete Behandlungsbereiche umgegangen. Etwa eine auffällig lange Intensivbehandlung könnte zum Ziel einer MDK-Prüfung werden.

Die Einschätzung eines Patienten als intensiv-behandlungspflichtig wird grundsätzlich nur selten in der Sache in Frage gestellt werden können, z. B. wenn gleichzeitig regelmäßiger Ausgang gewährt wird. Doch eine Lücke innerhalb der begründenden Dokumentation dürfte zu einer Beanstandung führen.

Sind die stationäre Aufnahme und die stationäre Behandlung an sich nicht indiziert, weil die Erkrankung nicht so schwer ist oder die Überwachung und Therapie nicht der Intensität einer Krankenhausbehandlung bedürfen, spricht man von primärer Fehlbelegung.

Vom aufnehmenden Arzt kann zwar nicht verlangt werden, dass er unverzüglich die Möglichkeit der ambulanten Behandlung etwa im Niedergelassenenbereich klärt, aber er sollte abwägen, ob in seinem Einflussbereich eine stationäre Behandlung nötig, oder vielleicht auch eine prästationäre, teilstationäre oder ambulante Behandlung ausreichend wäre.

Für die Psychiatrie und die Psychosomatik ist absehbar, dass schwerpunktmäßig auch die psychotherapeutischen stationären Behandlungsindikationen vom MDK geprüft werden. Hierbei wird es aus Sicht des Krankenhauses günstig sein, wenn die stationäre Behandlungsnotwendigkeit gut begründet und dokumentiert ist.

Diese könnte zum Teil darin bestehen, dass der Patient so schwer erkrankt ist, dass er nicht mehr selbst zurechtkommt, oder dass die stationäre Behandlungsintensität notwendig ist, um eine wesentliche Verschlechterung zu verhindern.

Generell ist auch zu erwarten, dass der Medizinische Dienst der Krankenversicherung (MDK) ein aus seiner Sicht vom Krankenhaus durchgeführtes Upcoding beanstanden wird. Hierbei handelt es sich um ein durch einen hohen Leistungsdruck einerseits und durch die Lücken der Darstellungsmöglichkeiten für erbrachte Leistungen andererseits motiviertes Überkodieren.

Um beim Dokumentieren und Kodieren das richtige Maß zu finden, sind regelmäßige Schulungen der medizinischen Mitarbeiter und ein Austausch mit anderen Psychiatrischen Kliniken notwendig.

Auch mit der Einführung des Neuen Entgeltsystems wird unverändert weiterbestehen, dass der MDK bei lückenhafter oder fehlender Dokumentation Leistungen aberkennen wird. Entscheidend in der Auseinandersetzung mit dem MDK wird daher eine gute Dokumentierqualität sein. An dieser Stelle spielt nicht nur die möglichst vollständige quantitative Leistungserfassung eine Rolle, sondern auch die leistungsbegründende Dokumentation.

Therapeuten und Pfleger haben die Aufgabe, eine günstige Entwicklung beim Patienten zu fördern und ihm Mut zu machen. Diese positive Grundeinstellung schlägt sich oft auch in der Dokumentation nieder, wenn etwa notiert wird, dass es dem Patienten gutgehe. Eine solche Beschreibung des Patienten in der Dokumentation kann als Argumentation für eine Fehlbelegung verwendet werden.

Hiergegen kann man sich allerdings wehren, wenn aus anderen Befunden eine stationäre Behandlungsbedürftigkeit zu begründen ist. Noch besser wäre aber eine Dokumentation, in welcher die Hoffnung für den Patienten von der fachlichen und entgeltrelevanten Dokumentation bewusst getrennt behandelt würde.

Der MDK wird auch sachlich fehlerhafte Abrechnungen beanstanden, z. B. unzutreffende Diagnosen oder überkodierte OPS-Schlüssel. In der politischen Diskussion werden den Krankenhäusern oft fehlerhafte Abrechnungen vorgehalten, auch wenn diese, auf die Gesamtzahl der Abrechnungen bezogen, nur einen sehr kleinen Teil ausmachen.

Auch wenn der Tenor der Diskussion oft ein Vorwurf an die Krankenhäuser ist, sollte diese Diskussion selbstkritisch geführt werden. Die Dunkelziffer der fehlerhaften Abrechnung zuungunsten der Krankenhäuser kann ebenso gering gehalten werden, wenn diese Frage ernstgenommen wird.

Eine ärztliche Beurteilung der stationären Behandlungsindikation darf vom MDK nicht rückwirkend bewertet werden, sondern nur unter Betracht derjenigen Informationen, die zum Entscheidungszeitpunkt zur Verfügung standen. Ausschlaggebend ist das Ermessen des Arztes in der Entscheidungssituation (sogenannte Override-Option). Als Beleg einer sinnvollen Entscheidung ist wiederum eine gute Dokumentation hilfreich.

Der Medizinische Dienst der Krankenversicherung (MDK) ist in strittigen Fragen nicht die letzte Instanz, sondern es kann auch ein Schlichtungsausschuss, der auf Landesebene angesiedelt ist, angerufen werden. Wiederkehrende strittige Punkte können vor den Sozialgerichtsbarkeiten verhandelt werden.

Grundsätzlich verstehen sich die im Dienst der Krankenkassen prüfenden Ärzte des MDK nur ihrem ärztlichen Gewissen unterworfen, wie es im Sozialgesetzbuch, Fünftes Buch, in § 275, Absatz (5) heißt. Dies mag vielleicht eine manchmal vorherrschende Verbitterung bei der Zusammenarbeit auf beiden Seiten relativieren.

6 Gebrauchsanleitung für die tägliche Arbeit

Christian Schulz-Du Bois

Praktisches Vorgehen bei der Leistungserfassung

Bereits bei der Aufnahme lege ich den Psych-PV-Behandlungsbereich und die OPS-Komplexbehandlung fest! Bei der stationären Aufnahme eines Patienten wird der Arzt oder Psychologe sein Hauptaugenmerk zuerst auf die Anamnese und den Befund richten. Aus der Schwere der psychischen Symptome und der Akuität einer psychischen Krise, welche eine unmittelbare stationäre Überwachung und Therapie erfordern, geht die Aufnahmeindikation hervor.

Mit den Aufnahmeunterlagen müssen nun auch schon erste Eingruppierungen nach dem Neuen Entgeltsystem erledigt werden. Unverändert wie bisher müssen zunächst die Aufnahmediagnosen eingetragen werden. Je nach technischer Grundausstattung erfolgt dies im günstigsten Fall computergestützt in eine Klinik-Software oder papierbasiert.

Im gleichen Arbeitsgang müssen die ersten Eingruppierungen in den Psych-PV-Behandlungsbereich und die OPS-Komplexbehandlung vorgenommen werden. Dies ist erforderlich, weil die medizinischen Leistungen und ihre Verschlüsselungen immer mit dem Beginndatum einer Behandlungswoche verbunden werden.

Die meisten Klinikinformationssysteme (KIS) bieten inzwischen die Möglichkeit, den Psych-PV-Behandlungsbereich und die OPS-Komplexbehandlung direkt einzugeben. Falls eine Klinik papierbasiert arbeitet, so bietet sich an, diese Informationen zusammen mit den Aufnahmediagnosen auf einem Formblatt an die Verwaltung zu übermitteln.

Hierfür müssen die medizinischen Mitarbeiter in den Grundlagen des Neuen Entgeltsystems geschult und in die wichtigsten Punkte des OPS-Katalogs eingeführt worden sein. Der Umgang mit einer neuen Software-Komponente sollte angeleitet worden sein.

Die Aufnahmeuntersuchung ist laut den Deutschen Kodierrichtlinien nicht als eine Leistung extra zu erfassen, sie ist in der Grundpauschale enthalten. Auch eine Aufnahmevisite ist nicht zusätzlich zu erfassen.

Nach unserer Auffassung sind dies aber auch zeitlich und inhaltlich definierte Tätigkeiten. Sofern jedoch direkt anschließend an eine Aufnahmeuntersuchung weitere spezielle Fragen vertieft geklärt werden, bereits eine psychoedukative Beratung durchgeführt wird oder ein Therapieplan besprochen wird, dürfte dies die Kriterien einer Therapieeinheit erfüllen.

Falls bereits am Aufnahmetag oder an einem der nächsten Tage umfangreiche diagnostische Maßnahmen durchgeführt werden, sollte mit bedacht werden, ob damit die Kriterien der Aufwendigen Diagnostik erfüllt werden.

Ich komme morgens zum Dienst und gruppiere ein nach Psych-PV- und OPS-Behandlungsbereich! Das Neue Entgeltsystem verlangt, dass mit einer Änderung entweder des Psych-PV- oder des OPS-Behandlungsbereichs eine neue Behandlungswoche begonnen wird. Um eine solche Änderung nicht zu verpassen, müssen deren Kriterien somit täglich überprüft werden.

Diese klassifizierende Tätigkeit im Zusammenhang mit dem Neuen Entgeltsystem sollte möglichst ökonomisch erledigt werden können. Andererseits sollte sie keinen Tag ausgelassen werden, da sie zukünftig entgeltrelevant sein wird. Beide Ziele sind nach unserem Verständnis am besten zu erreichen, wenn der Vorgang in bereits bestehende Strukturen des Arbeitsablaufs eines Therapeuten integriert werden würde.

Hierfür könnten die morgendlichen Abläufe gut geeignet sein. Die morgendliche Blutentnahme oder die morgendliche Kurzübergabe müssen jeden Tag erfolgen, egal welcher Arzt oder Psychologe auf der Station seinen Dienst tut, unabhängig von Vertretungen oder Urlauben.

Sofern die morgendliche Übergabe-Besprechung direkt an einem Computer erfolgen könnte, würde in der Kliniksoftware die Stationsliste mit den Psych-PV- und OPS-Einteilungen aufgerufen und während der Besprechung oder im Anschluss an die Besprechung bearbeitet werden.

Falls die Räumlichkeiten eine Besprechung am Computer nicht ermöglichen, etwa weil im Besprechungs- oder Pausenraum keine Geräte aufgebaut sind oder im Stationsbüro für Besprechungen nicht ausreichend Platz und Ruhe ist, dann bietet sich der Umweg über einen Ausdruck der Liste an.

Eine solche Stations-Psych-PV-OPS-Liste auf einem Papierbogen müsste dann manuell überprüft und geändert werden. Nicht bei jedem Patienten an jedem Tag wird eine Veränderung tatsächlich vorkommen, sodass ein Übertrag in die Software, der ausschließlich bei Änderungen nötig ist, keine erhebliche Zeit und Mühe in Anspruch nehmen würde.

In näherer Zukunft ist allerdings wegen der zunehmend häufigeren und dichteren Dokumentation zu erhoffen, dass die Stationen zusätzlich mit mobiler Hardware ausgestattet werden, welche in alle Besprechungen einfach mitgenommen werden könnte.

Jeden Morgen würde nach unserem Vorschlag die Psych-PV-Eingruppierung überprüft und im Falle einer Änderung aktualisiert werden. Die Psych-PV-Eingruppierungen haben wir in einem früheren Kapitel erläutert. Sollten die Bereiche nicht bekannt und gegenwärtig sein, empfiehlt es sich, Eingruppierungsempfehlungen als Computerdokument oder als Ausdruck bereitzustellen.

Für die allmorgendliche Überprüfung der OPS-Komplexbehandlungen der Patienten gilt dasselbe. Besonders muss hierbei darauf geachtet werden, dass die Intensivmerkmale nicht übersehen werden. Siehe auch im OPS-Kapitel.

Ich spreche mit meinen Patienten und erfasse meine Leistungen! Für die wirtschaftliche Lage einer psychiatrischen oder psychosomatischen Einrichtung wird zukünftig von grundlegender Bedeutung sein, dass medizinische Leistungen in einer für die Patientenversorgung und für die Personalausstattung adäquaten Menge erbracht werden, und dass die Leistungen mittels Dokumentation und Verschlüsselung auch zur Abrechnung gelangen.

Als Therapien gelten Gespräche, die zusammenhängend 25 Minuten oder länger dauern.

Psychotherapeutische Leistungen können zu einem Teil in geplanten Gesprächen erbracht werden, jeweils als Einzel- oder Gruppentherapien. Die Leistungserfassung nach dem OPS kann in einem solchen Setting gut in die bereits vorhandenen Arbeitsabläufe integriert werden. Damit besteht eine hohe Chance, den Löwenanteil der erbrachten Leistungen auch erfasst und vergütet zu bekommen.

Nach einem geplanten Einzelgespräch im Therapeutenzimmer kann direkt vor Ort relativ ungestört eine inhaltliche Zusammenfassung geschrieben und gleichzeitig die Minutenzahl der Therapiedauer eingetragen werden. Dies kann im günstigsten Fall mit ein und derselben Kliniksoftware durchgeführt werden.

Solange noch keine Software zur Leistungserfassung vorliegt, muss der Therapeut seine Leistungen auf einem Sammelzettel notieren, welcher, am Tagesende abgegeben, im Medizincontrolling in eine Verschlüsselungssoftware übertragen wird. (Wir haben zu diesem Zweck einen OPS-Rechner in Excel® für den OPS 2010 und ein Update für 2011 programmiert.)

Denkbar ist auch eine Vorgehensvariante, bei welcher jeder Arzt die auf der Station für seine Patienten erbrachten Leistungen sammelt, zusammenrechnet und kodiert. Neben der Gefahr einer umfangreichen systematisch falschen Bindung ärztlicher Ressourcen an eine Kodiertätigkeit birgt dieses Vorgehen außerdem ein hohes Risiko für lückenhafte und fehlerhafte Kodierungen.

Eine problematische Situation für die Dokumentation entsteht, wenn ein Patient seine Therapiezeit überzieht, und der Therapeut nun die Leistungserfassung verschiebt, um dem nächsten Patienten gerecht zu werden. Wenn eine Leistungserfassung allerdings erst verschoben wird, unterliegt sie einem hohen Risiko, ganz verlorenzugehen.

Zukünftig werden aber die Dokumentationspflichten eine sehr hohe Priorität einnehmen, auch im Sinne des Patienten, der nur dann auch weiterhin seine Therapie erhalten kann, wenn das Krankenhaus aufgrund vollständiger Abrechnungen fortbestehen kann. Somit müssen sowohl der Therapeut, als auch der Patient zukünftig lernen, dass keine Dokumentation verschoben werden darf.

Andere Therapiegespräche können auch aus der aktuellen Notwendigkeit entstehen. Oft finden Gespräche im Zimmer des Patienten statt. Bei seiner Bewegung auf der Station wird der Therapeut auf vielfältige Art davon abgehalten, in sein Zimmer an den eigenen Computer oder an anderer Stelle an eine Computer-Eingabemöglichkeit zu gelangen. Bis er später aus dem Gedächtnis die Therapiezeiten notieren kann, dürften wesentliche Informationen verlorengegangen sein.

Die einzelne Leistungserfassung kann nur gelingen, wenn der Therapeut daran denkt. Dies ist jedoch in einer Umgebung, die von einer konzentrierten und emotionalen Zuwendung zum Patienten, gleichzeitig aber auch ungeplanten dringlichen Anforderungen und Unterbrechungen geprägt ist, immer gefährdet. Aus diesem Grund ist es nicht trivial, Hilfsmittel einzuplanen, die es für den Leistungserbringer möglichst einfach machen, in jeder Lage sofort zu dokumentieren.

In so einer Situation wird ein vielleicht sogar auf leuchtend-gelbem Papier gedrucktes Formular, welches gefaltet in der Brusttasche mitgeführt wird, gute Dienste leisten. Am besten geeignet wäre jedoch ein mobiler Computer, etwa ein tragbarer kleinformatiger Tablet-PC. Dies erfordert auch eine Software, die diese Anforderungen erkennt und die einfach bedienbar ist.

In der Berufsgruppe des Pflegefachdienstes werden ebenfalls viele bezugspflegerische Verfahren, beispielsweise supportive, coachende oder psychoedukative Gespräche, während der normalen Stationsabläufe geleistet. Auch eine einzelne Beschäftigung mit einem Patienten durch Spezialtherapeuten erfordert die gleichen Möglichkeiten zur lückenlosen Dokumentation.

Therapiezeiten (Mitarbeiter)

Mitarbeiter, Berufsgruppe: ....

Ärztinnen/e, Psychologinnen/en, Krankenschwestern/-pfleger, Ergotherapeutinnen/en, Physiotherapeutinnen/en und Sozialpä-
dagoginnen/en dokumentieren auf diesem Bogen nach jedem Patientenkontakt ihre Einzel- und Gruppentherapie (**E** und **G** im
25-Minuten-Takt), Diagnostik (**D**), 1:1-Betreuungen (**1**) und Krisenkontakte (**K**). Die Dokumentation muß gut lesbar sein, damit
sie in eine Software übertragen werden kann! Die Bögen kommen möglichst täglich ins OPS-Fach.

Datum	Patient (Name, Vorname, ggf. Station, ggf. Geburtsdatum)	E, G, D, 1, K	Dauer (**Min.**)

Datum	Patient (Name, Vorname, ggf. Station, ggf. Geburtsdatum)	E, G, D, 1, K	Dauer (**Min.**)

Abb. 6.1: Seitenansicht eines Formulars zur Therapiezeiten-Erfassung für Mitarbeiter; der Mit-
arbeiterbogen kann doppelt gefaltet in der Kittel-Brusttasche mitgeführt werden.

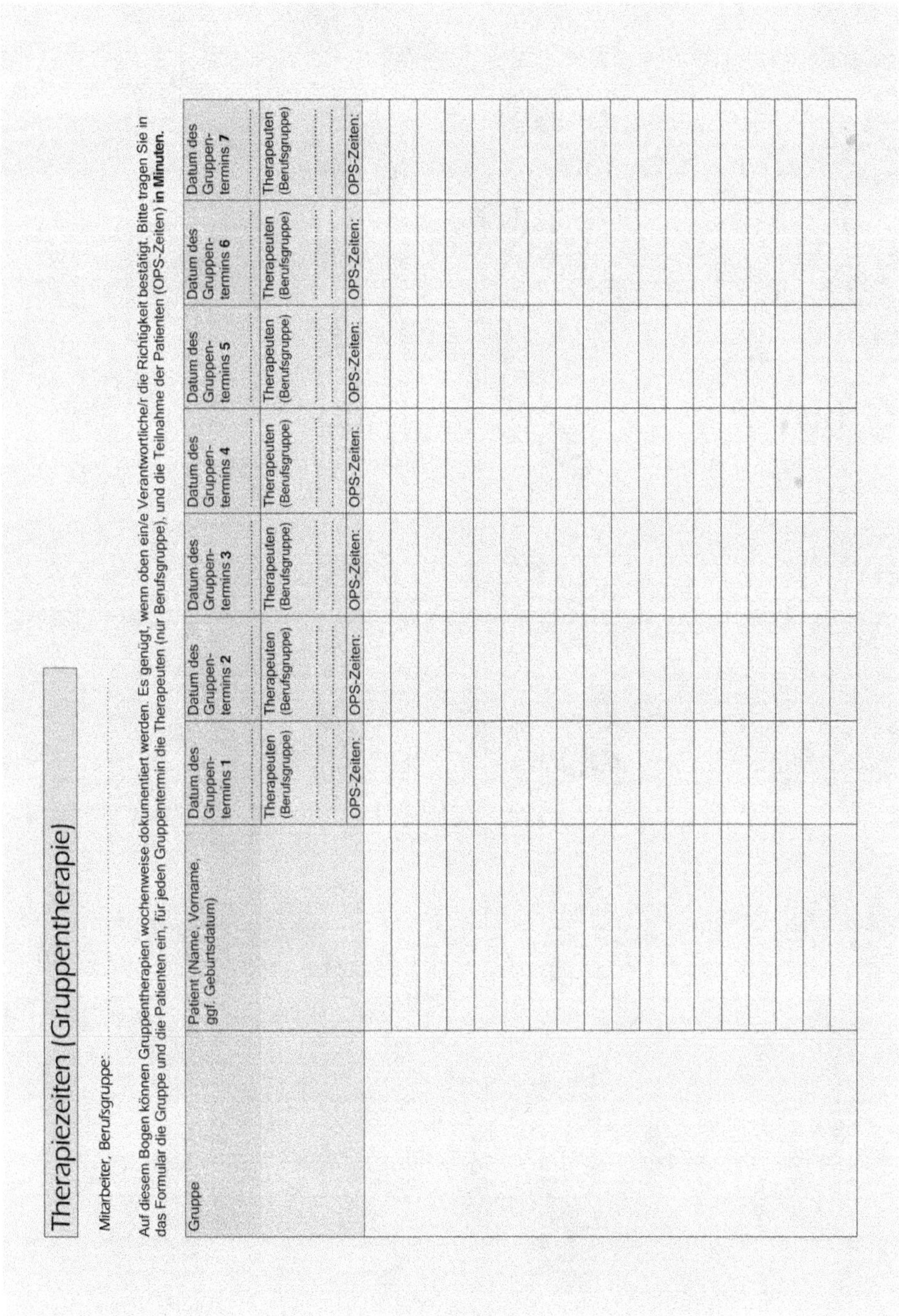

Therapiezeiten (Gruppentherapie)

Mitarbeiter, Berufsgruppe: ....

Auf diesem Bogen können Gruppentherapien wochenweise dokumentiert werden. Es genügt, wenn oben ein/e Verantwortliche/r die Richtigkeit bestätigt. Bitte tragen Sie in das Formular die Gruppe und die Patienten ein, für jeden Gruppentermin die Therapeuten (nur Berufsgruppe), und die Teilnahme der Patienten (OPS-Zeiten) **in Minuten.**

Gruppe	Patient (Name, Vorname, ggf. Geburtsdatum)	Datum des Gruppen- termins 1	Datum des Gruppen- termins 2	Datum des Gruppen- termins 3	Datum des Gruppen- termins 4	Datum des Gruppen- termins 5	Datum des Gruppen- termins 6	Datum des Gruppen- termins 7
		Therapeuten (Berufsgruppe)	Therapeuten (Berufsgruppe)	Therapeuten (Berufsgruppe)	Therapeuten (Berufsgruppe)	Therapeuten (Berufsgruppe)	Therapeuten (Berufsgruppe)	Therapeuten (Berufsgruppe)
		OPS-Zeiten:	OPS-Zeiten:	OPS-Zeiten:	OPS-Zeiten:	OPS-Zeiten:	OPS-Zeiten:	OPS-Zeiten:

Abb. 6.2: Seitenansicht eines Gruppentherapie-Bogens zur Therapiezeiten-Erfassung.

Therapiekonzept

Dieser Bogen dient zur Dokumentation der Therapiekonzepte und der wöchentlichen Teambesprechungen. Die fettgedruckten Felder müssen einmal während des stationären Aufenthaltes ausgefüllt werden, die Rückseite wöchentlich, die übrigen sind optional.

Patient (Name):

Stationäre Behandlung seit:

Ausgangsregelung:

Unterbringung:

Vorbefundanforderung, Schweigepflichtentbindung:

Entlassung wann geplant:

Diagnose(n):

Somatische Diagnose(n):

Ärztliche Indikation zur stationären Therapie:

Problemfelder:

Bezug auf das Lebensumfeld des Patienten:

Familie, Partner, Kinder:

Gesetzlicher Betreuer / Sorgeberechtigte:

Tagesgestaltung:

Sozialpädagogische Beratung / Betreuung:

Entlassungsvorbereitung:

Psychischer Befund:

Fragebögen, Testverfahren:

Somatischer Befund, Impfstatus:

Laboruntersuchungen:

Liquoruntersuchungen:

Medikamentenspiegel:

EKG / EEG:

Bildgebende Verfahren:

Konsile:

Psychotherapie (Indikation):

Psychopharmakotherapie, Elektrokrampftherapie:

Gruppenbehandlung (Kunst- u. Musiktherapie, Licht- und Wachtherapie, soziale Aktivitäten, ADL, etc.):

Physiotherapie, Sporttherapie:

Ergotherapie / Heilpädagogische und erlebnispädagogische Maßnahmen:

Abb. 6.3: Therapiekonzept-Bogen zur Erfüllung der übergeordneten OPS-Komplexbehandlungs-Kriterien.

Gruppentherapien sind computergestützt recht gut zu dokumentieren, da sie zeitlich und räumlich geplant sind. Die Leistungserfassung einer ganzen Gruppe von Patienten ist allerdings auch etwas zeitaufwendiger. Verschobene Gruppendokumentationen dürften eine sehr hohe Verlustrate aufweisen.

Visiten und Kurzkontakte werden dagegen nicht in der Leistungserfassung aufgeschrieben, da sie schon in der Grundpauschale berücksichtigt sind.

Eine kriseninterventionelle Betreuung oder eine 1:1-Betreuung erfordern ein ganz anderes Vorgehen bei der Dokumentation. Über einen Tag müssen insgesamt mehr als 90 Minuten, beziehungsweise mindestens 120 Minuten gesammelt werden. Um solche Zusatz-OPS-Schlüssel zu erfüllen, müssen möglicherweise zwei Schichten eines Arbeitstages ihre Dokumentation über Krisengespräche oder Betreuungszeiten zusammenwerfen. Hierfür ist es erforderlich, dass bereits gesammelte Zeiten in einer Übergabe an die nächste Schicht weitergegeben werden.

In der Teambesprechung erfülle ich die Mindestvoraussetzungen! Eine zentral bedeutende Funktion bei der Dokumentation für das Neue Entgeltsystem kommt auch der wöchentlichen Teambesprechung zu. Spätestens jetzt sollte für einen neuaufgenommenen Patienten ein Therapiekonzept-Bogen angelegt werden.

Der Therapiekonzept-Bogen dient dem Nachweis der im Operationen- und Prozedurenschlüssel (OPS) übergeordnet definierten Kriterien der psychiatrischen, psychosomatischen oder kinder-jugend-psychiatrischen Komplexbehandlungen.

Im Idealfall ermöglicht die Kliniksoftware eine direkte Eingabe in ein Formular am Bildschirm, welches Bestandteil der elektronischen Akte des Patienten ist. Hierfür ist, wie bereits bei anderen Dokumentationsnotwendigkeiten, eine Ausstattung mit Computern in den Besprechungsräumen oder mit mobilen Computern eine Voraussetzung.

Auch ein eigens dafür entworfener Therapiekonzeptbogen als Papierformular in der Patientenakte wird den Zweck erfüllen.

Übergeordnete Kriterien oder Voraussetzungen finden sich im OPS an verschiedenen Stellen. Einige wichtige Kriterien stehen über den Erwachsenen-OPS in den Hinweisen, andere stehen innerhalb der Komplexbehandlungen unter Mindestmerkmalen aufgelistet.

Folgende übergeordnete Kriterien müssen unabhängig von den Einzelleistungen belegt werden:

- Ärztlich indizierte Therapie im therapeutischen Milieu mit Bezug auf das Lebensumfeld des Patienten (Begründung der stationären Behandlung)
- Therapieverfahren in individuell auf den Patienten abgestimmten Kombinationen und Dosierungen (Therapieplan)
- Wöchentliche multiprofessionelle Teambesprechung zur Beratung des weiteren Therapieverlaufs

In den OPS-Komplexbehandlungen sind diese weiteren Kriterien formuliert:

- Erwachsenenpsychiatrie: Therapiezielorientierte Behandlung durch ein multiprofessionelles Team
- Psychotherapie: Art und/oder Schwere der Erkrankung machen eine intensive psychotherapeutische Behandlung notwendig, die Indikation wird durch einen Facharzt oder einen psychologischen Psychotherapeuten gestellt, der Patient ist dafür ausrei-

chend motiviert und introspektionsfähig, die Verfahren umfassen mindestens 3 Therapieeinheiten pro Woche

- Kinder-Jugend-Psychiatrie: Die Anwendung der unterschiedlichen Therapieverfahren erfolgt nach ärztlicher Indikation patientenbezogen in unterschiedlichen Kombinationen in einem kind- und/oder jugendgerechten, milieutherapeutischen Setting mit entwicklungsspezifischem Umgang und Anleitung und mit Bezug auf das Lebensumfeld des Patienten
- Kinder-Jugend-Psychiatrie: Wöchentliche multiprofessionelle Teambesprechung zur Beratung des weiteren Behandlungsverlaufs oder eine ausführliche multiprofessionelle Behandlungsplanung mindestens alle vier Wochen, jedoch bei der Intensivbehandlung zweimal pro Woche zur Beratung des weiteren Behandlungsverlaufs und tägliche ärztliche Befunderhebung

Die praktische Umsetzung in der Teambesprechung könnte ökonomisch durchgeführt werden, indem jeweils reihum ein nicht therapeutisch mit dem Patienten befasster Mitarbeiter die wichtigsten Punkte abfragt und mitschreibt, während der Therapeut und das übrige Team sich inhaltlich mit dem Patienten beschäftigen (einer redet, einer schreibt).

Etwas zeitaufwendiger könnte es sein, wenn der zuständige Therapeut bei seinen eigenen Patienten auch als Schriftführer wirkt, dafür läge ihm aber während der Teambesprechung das Therapiekonzept direkt vor.

Der Therapiekonzeptbogen sollte mit der Entlassung dem Kodierer zugänglich gemacht werden, beispielsweise indem er als Kopie übergeben wird, oder automatisch als Bestandteil der elektronischen Akte.

An den Teambesprechungen sollten turnusmäßig der Medizincontroller und/oder der Kodierer teilnehmen, um präsent zu sein und an die Dokumentationserfordernisse zu erinnern, um an den übergeordneten Kriterien im Sinne eines Case Managements mitzuwirken und um die korrekte Dokumentation vor Ort zu überprüfen.

7 Von der Psychiatrie-Personalverordnung zum Neuen Entgeltsystem

Thorsten Rüter

Die Psychiatrie-Personalverordnung

Verwendung der Psych-PV. Die Psychiatrie-Personalverordnung (Psych-PV) ist am 01.01.1991 in Kraft getreten. Der vollständige Titel der Verordnung lautet: Verordnung über Maßstäbe und Grundsätze für den Personalbedarf in der stationären Psychiatrie (Psychiatrie-Personalverordnung – Psych-PV).

Die Psych-PV stellt ein System zur Klassifikation von stationären bzw. teilstationären psychiatrischen Patienten in sogenannte Behandlungsbereiche dar.

Zu den Behandlungsbereichen gehören die Behandlungsrichtungen Allgemeine Psychiatrie (A), Abhängigkeitskranke (S), Gerontopsychiatrie (G) und Kinder- und Jugendpsychiatrie (KJ). Hinzu kommen sechs Behandlungsbereiche je Behandlungsrichtung:

1. Regelbehandlung
2. Intensivbehandlung
3. Rehabilitative Behandlung
4. Langandauernde Behandlung Schwer- und Mehrfachkranker
5. Psychotherapie
6. Tagesklinische Behandlung
(Siehe Tab. 3.3)

In der Kinder- und Jugendpsychiatrie sind es sieben Behandlungsbereiche, da hier die Eltern-Kind-Behandlung einen zusätzlichen Behandlungsbereich darstellt.

Die Einstufung in die Behandlungsbereiche richtet sich nach den durch die Psych-PV vorgegebenen Kriterien, dies sind die Art und Schwere der Krankheit sowie die Behandlungsziele. Die Behandlungsbereiche sollen unter dem Aspekt des Behandlungsaufwandes homogene Gruppen darstellen.

Die Psych-PV stellt darüber hinaus ein System zur Personalbedarfsermittlung der therapeutischen Berufsgruppen in der Psychiatrie dar, dazu gehören:

- Ärzte
- Diplom-Psychologen
- Pflegepersonal / Erzieher (KJP)
- Sozialpädagogen
- Ergotherapeuten
- Physiotherapeuten
- Logopäden

Wie funktioniert die Personalbedarfsermittlung in der Psychiatrie? Die Patienten werden in der Regel an vier Stichtagen im Jahr in die Psych-PV Behandlungsbereiche eingestuft. Es gibt Kliniken, die abweichend hiervon eine andere Regelung zur Stichtags-erhebung mit den Kostenträgern vereinbart haben.

Die Psych-PV definiert für jeden Behandlungsbereich einen Minutenwert pro Woche für alle an der Behandlung beteiligten Berufsgruppen. Aus der Summe aller einge-stuften Patienten wird der Jahrespersonalbedarf für die Berufsgruppen ermittelt. Dieser wird in Vollkräften ausgedrückt.

Hinzu kommt ein Sockelbetrag in Höhe von 5.000 Minuten pro Station und Lei-tungskräfte für den ärztlichen und pflegerischen Bereich.

Die Psych-PV unterstellt für den Bereich der Erwachsenenpsychiatrie eine Stations-größe von mindestens 16, für die Kinder- und Jugendpsychiatrie eine Stationsgröße von mindestens neun Betten.

Die Anzahl der Nachtwachen ist nicht durch die Psych-PV geregelt, sondern abhän-gig von der Zahl der Stationen, der Anzahl der geschlossenen Stationen und von bau-lichen Gegebenheiten.

Je Berufsgruppe wird die Zahl der nach der Psych-PV berechneten Vollkräfte mit den Durchschnittskosten einer Vollkraft multipliziert. Die so ermittelten Personalkosten sind Bestandteil des mit den Kostenträgern gemäß der Bundespflegesatzverordnung (BPflV) vereinbarten Budgets. Hinzu kommen die medizinischen Sachkosten sowie die Basiskosten.

Für die bestehende Unterfinanzierung vieler Klinikbudgets kann die Psych-PV nicht verantwortlich gemacht werden. Sie ist ursächlich auf die über viele Jahre wachsen-de Schere zwischen der Entwicklung der Personalkosten des Klinikpersonals und der an die Grundlohnsummensteigerung gekoppelten Budgetsteigerungsrate zurückzufüh-ren.

Der Gesetzgeber versucht nun diesen Missstand bis zur Einführung des Neuen Ent-geltsystems zu beheben. Im § 6 (4) BPflV heißt es, dass Krankenhäuser, bei denen bis zum 31. 12. 2008 die Vorgaben der Psych-PV zur Zahl der Personalstellen nicht in vollem Umfang umgesetzt wurden, die fehlenden Personalstellen verhandeln können und diese im Gesamtbudget des Krankenhauses berücksichtigt werden.

Die Psych-PV beschreibt die Regelaufgaben der in der Psychiatrie tätigen Berufs-gruppen und weist auf die Woche bezogene Zeiten für diese Regelaufgaben aus. In der täglichen Krankenhauspraxis kann ein Blick in die Psych-PV durchaus hilfreich sein, wenn es um das Aufgabenspektrum von Berufsgruppen und die Abgrenzung der Tätigkeiten einzelner Berufsgruppen untereinander geht.

Als positives Fazit kann über die Psych-PV gesagt werden:

Im Vergleich zu der Zeit vor Ihrer Einführung stellt die Psych-PV eine Verbesserung dar. Die Psych-PV ist ein von den Krankenhäusern und Krankenkassen akzeptiertes System und hat der stationären Versorgung in der Psychiatrie Struktur gegeben.

Seit Einführung der Psych-PV sind vollstationären Betten abgebaut worden, was auf den parallel stattfinden Prozess der Dezentralisierung und Enthospitalisierung der Psy-chiatrie zurückzuführen ist. Dennoch sind seit Einführung der Psych-PV die Fallzahlen gestiegen, aber die durchschnittliche Verweildauer zurückgegangen.

Die Psych-PV hat zu einer Konvergenz, d. h. Annäherung zwischen Fachkliniken und Fachabteilungen an Allgemeinkrankenhäusern geführt.

Die Psych-PV klassifiziert die psychiatrischen Patienten sachgerecht in Behand-lungsbereiche, aber ermöglicht insgesamt eine gewisse Flexibilität für die Kliniken bei der Leistungserbringung.

Dem gegenüber stehen negative Aspekte:

Mehr stationäre Fälle bei kürzerer Verweildauer führen beim gleichen Aufwand pro Behandlungsfall zu einer Arbeitsverdichtung.

Der administrative Aufwand ist seit Inkrafttreten der Psych-PV durch MDK-Prüfungen und Qualitätssicherung deutlich gestiegen.

Diese Veränderungen sind im Personalbedarf nicht berücksichtigt worden, da die Minutenwerte seit 1991 nicht angepasst wurden.

Die Psych-PV hat keinen direkten Leistungsbezug, da die am Patienten erbrachten Leistungen keine Abrechnungsrelevanz haben.

Aus Sicht der Krankenkassen ist das Leistungsgeschehen in den psychiatrischen Kliniken eine Blackbox. Das Neue Entgeltsystem soll aus Sicht der Krankenkassen mehr Transparenz in das Leistungsgeschehen bringen.

Nachteile eines Fallpauschalensystems für die Psychiatrie. Bei der Einführung der DRGs im Jahre 2003 wurden die psychiatrischen Krankenhäuser vom Gesetzgeber bewusst ausgeklammert. Dies hatte folgende Gründe:

Mit der Einführung eines Fallpauschalensystems in der Psychiatrie würde ein ökonomischer Druck in Richtung einer Kürzung der Verweildauer erzeugt. Dies würde in der Regel zu kürzeren Klinikaufenthalten und einer höheren Wiederaufnahmequote bei schlechteren Behandlungsergebnissen führen. Ein Fallpauschalensystem würde also die falsche Steuerungswirkung auf die psychiatrischen Behandlungen entfalten.

Bislang konnte kein eindeutiger Zusammenhang zwischen der Diagnose und dem Behandlungsaufwand eines psychiatrischen Patienten nachgewiesen werden. Zu hoch ist die Varianz hinsichtlich der Verweildauer bei gleichen Haupt- und Nebendiagnosen. Die Diagnose bildet also den Ressourcenverbrauch nicht ab.

In den USA ist die Einführung eines Fallpauschalensystems für Psychiatrie in den 80er Jahren gescheitert, weil sich gravierende Fehlsteuerungen zeigten. Seit dem Jahr 2005 gibt es allerdings einen neuen Ansatz, die Entgelte für die vollstationäre Psychiatrie über Fallpauschalen abzubilden.

Ein volkswirtschaftlicher Nutzen entstünde, wenn bei der Ausarbeitung eines neuen Entgeltsystems die Vermeidung von Wiederaufnahmen in den Vordergrund gestellt würde, d. h. die Krankenhaushäufigkeit pro Fall bzw. die Krankenhaustage pro Person im Jahr statt der Verweildauer von einzelnen Aufenthalten zum Kriterium gemacht würde. Das hängt jedoch nicht nur von den Krankenhäusern ab, sondern sehr stark auch von der ambulanten Versorgung.

Allerdings gibt es in Deutschland Bereiche, wo Fallpauschalen in der Psychiatrie praktiziert werden. Dies ist im suchtmedizinischen Bereich der Fall, wo private Kliniken einen qualifizierten Alkoholentzug in einem Zeitraum von etwa 21 bis 28 Tagen zu einem Festpreis durchführen.

Einführung eines neuen Entgeltsystems. Im Krankenhausfinanzierungsgesetz (KHG) wurde zum 01. 01. 2010 der § 17d durch den Gesetzgeber hinzugefügt. Der § 17d KHG regelt die Einführung eines neuen Entgeltsystems für psychiatrische und psychosomatische Einrichtungen. Der Gesetzgeber macht konkrete Vorgaben, wie das Neue Entgeltsystem aussehen soll:

- Durchgängig
- Leistungsorientiert

- Pauschalierend
- Auf der Grundlage von tagesbezogenen Entgelten
- Jährliche Weiterentwicklung → lernendes System

Die Einführung betrifft die Fachgebiete Psychiatrie und Psychotherapie, Kinder- und Jugendpsychiatrie sowie Psychosomatische Medizin. Betroffen sind Fachkliniken sowie Fachabteilungen an Allgemeinkrankenhäusern, die allgemeine Krankenhausleistungen erbringen.

Hinzu kommen zwei Prüfaufträge: Es soll geprüft werden, ob für bestimmte Leistungseinheiten andere Abrechnungseinheiten eingeführt werden können. Dies könnte die Hintertür für die Einführung von nicht tagesbezogenen Fallpauschalen sein.

Ebenso soll geprüft werden, ob ambulante Leistungen der Psychiatrischen Institutsambulanzen (PIAs) in das Neue Entgeltsystem mit einbezogen werden können. Hier ist anzumerken, dass die Vergütungsstrukturen von Bundesland zu Bundesland sehr unterschiedlich sind. Die Einbeziehung der PIAs in das Neue Entgeltsystem wurde allerdings zunächst zurückgestellt, da in diesem Bereich erst ausreichend Daten gesammelt werden müssen. Es ist allerdings davon auszugehen, dass sich die Krankenhäuser mit dieser Angelegenheit zu einem späteren Zeitpunkt befassen müssen.

Es sollen Patientengruppen definiert werden, diese sollen den Aufwand der Behandlung medizinisch unterscheidbar abbilden. Der Differenzierungsgrad soll praktikabel sein, und die Bewertungsrelationen sollen als Relativgewichte bundeseinheitlich festgelegt werden. Dies hat zur Folge, dass kostenhomogene Patientengruppen gebildet werden, die in Zukunft einer einheitlichen Vergütung unterliegen. Für besonderen Aufwand in der Behandlung können die Vertragsparteien auf Bundesebene Zusatzentgelte vereinbaren.

Mit der Entwicklung des Neuen Entgeltsystems wird das Institut für das Entgeltsystem im Krankenhaus (InEK) beauftragt. Bei der Entwicklung sind die Daten der Einstufungen in die Behandlungsbereiche der Psych-PV in die Überlegungen mit einzubeziehen.

Ebenso sieht der § 17d KHG vor, dass psychiatrischen Kliniken beginnend mit dem Datenjahr 2009 den Datensatz gemäß § 21 (Diagnosen und Leistungsdaten) an das InEK übermitteln müssen.

In der Vereinbarung über die Einführung eines neuen pauschalierenden Entgeltsystems für psychiatrische und psychosomatische Einrichtungen gemäß § 17d KHG vom 30.11.2009 wurden die Grundstrukturen des Neuen Entgeltsystems durch die Vertragsparteien auf Bundesebene vereinbart.

In dieser Vereinbarung wurden die Dokumentations- und Datenübermittlungspflichten der Kliniken festgelegt:

- Übermittlung des Psych-PV-Behandlungsbereiches (sogenannte Pseudo-OPS): Erhebung des Behandlungsbereiches zum Zeitpunkt der Aufnahme und bei jedem Wechsel des Behandlungsbereiches im Behandlungsverlauf.
- Übermittlung der sogenannten Psych-OPS gemäß dem gültigen OPS-Katalog: Einstufung in die OPS-Behandlungsbereiche und tägliche Erhebung der Intensivmerkmale. Erfassung der durch die Therapeuten geleisteten Therapieeinheiten (TE) und Generierung von OPS in der Regel in einem Wochenzeitraum.

Die OPS werden mittels § 301 Datensatz (Aufnahme- und Abrechnungsdatensatz) an die Krankenkassen übermittelt.

Darüber hinaus beinhaltet die Vereinbarung über die Grundstrukturen die Absicht zur Erarbeitung einer Vereinbarung über einheitlich anzuwendende Kodierrichtlinien. Diese Kodierrichtlinien (DKR-Psych, Version 2010) wurden am 20. 04. 2010 vereinbart.

Das Kalkulationsverfahren zum Neuen Entgeltsystem ist wie folgt geregelt:

Im ersten Halbjahr 2010 fand ein Vortest statt, dieser diente der Entwicklung der Kalkulationsmethodik. Aus Sicht des InEK ist eine Bestandsaufnahme hinsichtlich des Entwicklungsstandes der Kostenrechnungssysteme und der Dokumentationsqualität der psychiatrischen Kliniken in Deutschland erforderlich.

Am 16. 11. 2010 wurde dann bereits das Handbuch zur Kalkulation von Behandlungskosten durch das InEK veröffentlicht. Auf die Inhalte des Kalkulationshandbuches wird im Kapitel „Benchmarking mittels Vergleich von Fallkosten" gründlich eingegangen.

Für das Datenjahr 2010 wurde eine Probekalkulation durchgeführt. Über die Nutzungsmöglichkeiten der Ergebnisse der Probekalkulation werden die Vertragspartner auf Bundesebene im dritten Quartal 2011 entscheiden. Beginnend mit dem ersten Datenjahr 2011 wird die Kalkulation auf Basis des Kalkulationshandbuches durchgeführt.

Die Vereinbarung über die Grundstrukturen des Neuen Entgeltsystems sieht vor, dass die Abrechnungsbestimmungen spätestens im dritten Quartal des Jahres 2012 vereinbart werden.

Erstmalig wird das Neue Entgeltsystem im Jahr 2013 budgetneutral umgesetzt, d. h. die Klinik behält ihr im Vorjahr vereinbartes Budget. Allerdings findet die Abrechnung bereits nach den Kriterien des Neuen Entgeltsystems statt.

Es ist davon auszugehen, dass ab dem Jahr 2014 eine Konvergenzphase beginnt, innerhalb derer die unterschiedlichen Krankenhausvergütungen in einem Prozess einander angeglichen werden.

Bei der Einführung des DRG-Systems für die somatischen Krankenhäuser fand zunächst eine Konvergenzphase je Bundesland statt. Diese umfasste einen Zeitraum von fünf Jahren. Zum gegenwärtigen Zeitpunkt gibt es bezüglich der Konvergenzphase für den psychiatrischen Bereich keine Vereinbarung. Allerdings ist nach gegenwärtiger Einschätzung davon auszugehen, dass die Rahmenbedingungen für die Konvergenzphase sich am somatischen Bereich orientieren werden.

Die Suche nach dem Kostentrenner. Der Begriff „Kostentrenner" hätte gute Chancen gehabt, den Titel „Unwort des Jahres 2009" zu erhalten. Was verbirgt sich hinter diesem Begriff?

Die eigentliche Fragestellung aus Sicht des medizinischen Behandlungsprozesses ist: Wovon hängt der Schweregrad von psychiatrischen Patienten ab und wie kann dieser nachvollziehbar beschrieben und definiert werden?

Die Definition des Schweregrades muss für das Neue Entgeltsystem praktikabel sein.

Welche Faktoren beeinflussen also die Kosten der Behandlung? Zurzeit wird in Vorbereitung des Neuen Entgeltsystems eine Vielzahl von Daten erhoben. Dazu gehören die Psych-PV-Behandlungsbereiche sowie die OPS-Behandlungsbereiche. Zur Ermittlung der OPS-Behandlungsbereiche werden täglich die Intensivmerkmale bei jedem Patienten erfasst. Ist mindestens ein Intensivmerkmal erfüllt, so ist der Patient dem Behandlungsbereich „Intensiv" zuzuordnen.

Die Anzahl der dokumentierten Therapieeinheiten in einem Wochenzyklus gibt Hinweise auf eine personalintensive Therapie bzw. Betreuung des Patienten.

Das Kriterium der geschlossenen Unterbringung gibt Rückschlüsse auf eine ebenfalls personalintensive Vorhaltung der Stationsstruktur.

Trotz der großen Varianz bei der Verweildauer könnten die psychiatrischen Haupt- und Nebendiagnosen sowie die somatischen Nebendiagnosen ein Kriterium sein.

Auch die Gewichtungsmodelle der Betreuungsintensität könnten zukünftig eine Funktion als Kostentrenner haben. Zurzeit gibt es neun Modelle. Davon ist ein Modell speziell für die Kinder- und Jugendpsychiatrie und eines für die Psychosomatik erarbeitet worden. Die übrigen sieben Modelle beziehen sich auf den Bereich der Psychiatrie, decken aber zum Teil nicht alle Behandlungsbereiche (Allgemeinpsychiatrie, Abhängigkeitskranke, Gerontopsychiatrie) ab.

Diese Gewichtungsmodelle dienen zur Zeit der Verteilung der sogenannten Residualkosten im Kalkulationsverfahren. Unter Residualkosten werden die Kosten verstanden, die nicht durch direkten Leistungsbezug auf den Fall dokumentiert werden können. Umgangssprachlich wird auch der Begriff Sockelleistung oder „weißes Grundrauschen" verwendet. Die Modelle haben allerdings ähnlich wie die Psych-PV die Funktion, die Patienten nach Ihrer Betreuungsintensität zu gewichten.

An drei Beispielen soll veranschaulicht werden, wie schwierig die Suche nach dem Kostentrenner bei einer eher heterogenen Datenlage ist.

Bei Patient 2 fallen die Einstufungen nach Psych-PV (Regelbehandlung) und nach den OPS-Behandlungsbereichen (Intensivbehandlung) auseinander. So führt die geschlossene Unterbringung als einziges erfülltes Merkmal zu einer Einstufung in die Intensivbehandlung.

Die Verweildauer der drei Patienten divergiert sehr stark. Während Patient 2 eine Verweildauer von 56 Tagen aufweist, wird Patient 3 in drei Tagen behandelt. Beide Patienten sind in den OPS-Behandlungsbereich „Intensiv" eingruppiert. Der Patient 1 wird 22 Tage behandelt, der Patient 3 hingegen bei gleicher Hauptdiagnose nur drei Tage.

In einem Wochenzeitraum weist der Patient 1 (OPS-Regelbehandlung) 20 Therapieeinheiten pro Woche auf, während der Patient 2 (OPS-Intensivbehandlung) auf 16 Therapieeinheiten und Patient 3 (OPS-Intensivbehandlung) lediglich auf 12 Therapieeinheiten kommt.

Tab. 7.1: Die Suche nach dem Kostentrenner

Kriterien	Patient 1	Patient 2	Patient 3
Psych PV-Behandlungsbereich	A1 Regel	A1 Regel	A2 Intensiv
OPS-Behandlungsbereich	Regelbeh.	Intensivbeh.	Intensivbeh.
Anzahl dokumentierte OPS / Woche	2	2	4
Anzahl der dokumentierten TE / Woche	20	16	12
Verweildauer des Falles in Tagen	22	56	3
Anzahl Intensivmerkmale erfüllt	0	4	2
Offene / geschlossene Unterbringung	geschlossen	geschlossen	geschlossen
Hauptdiagnose	F20.0	F33.2	F20.0
Nebendiagnosen psychiatrisch	–	F60.6	–
Nebendiagnosen somatisch	–	–	I10.0

In diesem Beispiel hat der Patient der Regelbehandlung die meisten Therapieeinheiten in einem Wochenzeitraum erhalten. Dies bedeutet, dass durch einen hohen Personaleinsatz nicht automatisch der Patient mit dem höchsten Schweregrad beschrieben wird.

Als Fazit kann gesagt werden, dass die über die OPS dokumentierten Therapieeinheiten nicht das einzige Kriterium eines Kostentrenners im Neuen Entgeltsystem sein werden.

Wir können also gespannt sein, welche Merkmale sich im Kalkulationsverfahren als Kostentrenner herauskristallisieren werden.

8 Wie können Erlöschancen und Risiken des Neuen Entgeltsystems aus heutiger Sicht eingeschätzt werden?

Thorsten Rüter

Einführung des Neuen Entgeltsystems

Die Einführung des Neuen Entgeltsystems stellt eine Herausforderung für alle Krankenhäuser dar, weil:

- Ein stärkerer Leistungsbezug in die Kliniken Einzug hält.
- Die Grundlagen für die Budgetermittlung sich verändern.
- Die genauen Strukturen bzw. die Bewertungsrelationen des Neuen Entgeltsystems erst im dritten Quartal 2012 bekannt sind.
- Mit der Einführung des Neuen Entgeltsystems erhebliche Erlösrisiken, aber auch Chancen verbunden sein können.

Im Folgenden sollen Methoden vorgestellt werden, die die Einschätzung von Erlöschancen und Risiken ermöglichen.

Es wird der Vergleich von Leistungsdaten vorgestellt. Mit dem Pflegesatzvergleich und dem Vergleich von Fallkosten bzw. dem Aufbau einer Kostenträgerrechnung (KTR) werden auch monetär messbare Ansätze vorgestellt.

Vergleich von Leistungsdaten. Dieses Kapitel widmet sich dem Vergleich von Leistungsdaten. Folgende Leistungsdaten sind derzeit verfügbar:

Tab. 8.1: Verfügbare Leistungsdaten

Psych-PV Struktur	Prozentuale Verteilung der Patienten auf die Psych-PV-Behandlungsbereiche
Diagnosen	Prozentuale Verteilung der Patienten auf die psychiatrischen Diagnosegruppen
Alter	Prozentuale Verteilung der Patienten auf Altersgruppen
Geschlecht	Prozentuale Verteilung der Patienten auf die Geschlechter
Verweildauern	Kürzeste, längste und durchschnittliche Verweildauer
TE	Anzahl der dokumentierten Therapieeinheiten
OPS	Anzahl der kodierten OPS pro Fall
OPS	OPS-Behandlungsbereich

Die Leistungsdaten des eigenen Krankenhauses können mit anderen Krankenhäusern, dem Landes- oder Bundesdurchschnitt verglichen werden.

Die Aussagekraft von Vergleichen mit Durchschnittswerten ist allerdings begrenzt, da in diesen Durchschnitt Kliniken unterschiedlicher Größe, Behandlungsschwerpunkte, Therapiekonzepte und Kliniken mit Pflichtversorgungsauftrag oder ohne solchen eingehen.

Ein Vergleich von Leistungsdaten ist vor allem dann sinnvoll, wenn die Struktur zweier oder mehrerer Krankenhäuser vergleichbar ist. Zu den wesentlichen strukturellen Merkmalen zählen dabei die Größe der Fachabteilung / Fachabteilungen, das Vorhandensein der Behandlungsbereiche (Allgemeinpsychiatrie, Abhängigkeitskranke, Gerontopsychiatrie), die Stationsgröße, die Anzahl der geschlossenen Stationen sowie der Auftrag zur Pflichtversorgung. Daher wird empfohlen, sich mit Krankenhäusern ähnlicher Struktur zu vergleichen, die nicht in regionaler Konkurrenzsituation mit dem eigenen Krankenhaus stehen.

In vielen Statistiken wird auch 20 Jahre nach Einführung der Psych-PV noch zwischen Fachkrankenhäusern und Abteilungen an Allgemeinkrankenhäusern unterschieden.

Zurzeit werden mehrere Benchmarkprojekte betrieben, die über die Landeskrankenhausgesellschaften initiiert wurden. Die zentrale Datenbasis dieser Projekte bildet der § 21 Datensatz. Ziel ist es, Hinweise auf die späteren Kostentrenner zu finden, bzw. aus der Kombination von einzelnen Merkmalen darauf schließen zu können, welche Fallkonstellationen im Neuen Entgeltsystem tendenziell besser oder schlechter vergütet werden.

Sofern Budgetdaten aus den Leistungs- und Kalkulationsaufstellungen (LKA) in die Betrachtung einbezogen werden, ermöglicht dies eine Grundaussage darüber, welche Krankenhäuser nach Abschluss der Konvergenzphase tendenziell zu den Gewinnern oder Verlierern des Neuen Entgeltsystems zählen.

Wenn eine Erfassung der Therapieeinheiten für alle Berufsgruppen erfolgt, können diese Daten für eine vergleichende Betrachtung herangezogen werden. Dieser Vergleich kann krankenhausintern oder krankenhausübergreifend sein.

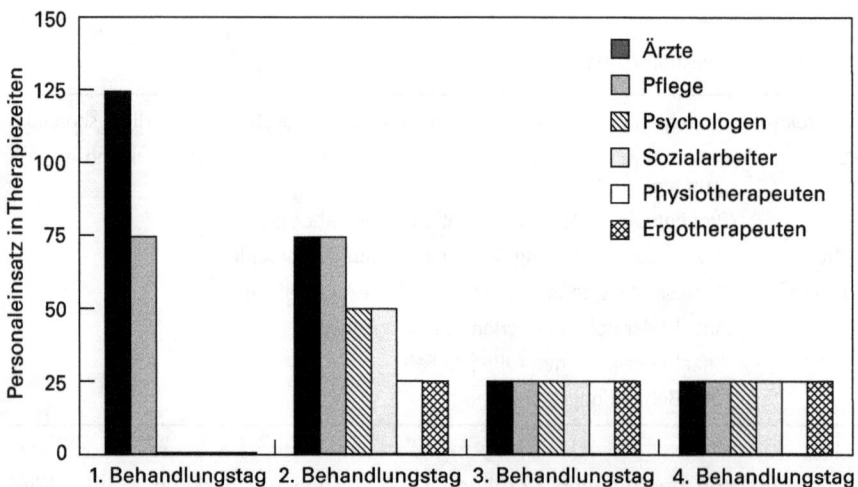

Abb. 8.1: Darstellung der Therapieeinheiten nach Berufsgruppen je Behandlungstag.

Dazu müssen Patienten mit vergleichbarem Schweregrad und Verweildauer ausgewählt werden. Anhand der mit Tagesbezug erfassten Zeiten der einzelnen Berufsgruppen können die jeweiligen Therapieeinheiten je Behandlungstag im Behandlungsverlauf dargestellt und mit anderen Fällen verglichen werden.

Interessant wäre die Frage, ob bei Patienten mit vergleichbarem Schweregrad der Personaleinsatz pro Behandlungstag ein einheitliches Bild aufweist.

Pflegesatzvergleich. Als erster Ansatz zur Einschätzung der Erlöschancen und Risiken dient ein Pflegesatzvergleich auf Landesebene.

Die Landeskrankenhausgesellschaften verfügen über anonymisierte Listen von Pflegesätzen aller Mitgliedshäuser, die von ihr beraten werden. Dabei ist zu berücksichtigen, dass die Datenbasis für ein Jahr vollständig sein muss, d. h. dass alle Krankenhäuser in einem Bundesland ihre Budgets für das entsprechende Jahr vereinbart haben müssen.

Ziel des Pflegesatzvergleiches ist es, einen Durchschnittspflegesatz pro Fachabteilung zu erhalten. Dabei wird unterstellt, dass dieser dem Pflegesatzniveau nach der landesweiten Konvergenzphase entspricht. Die Konvergenzphase dient der Annäherung der Vergütungsniveaus einzelner Kliniken über einen definierten Zeitraum.

Um einen Durchschnittspflegesatz zu ermitteln, muss die Summe über alle Gesamtpflegesätze (Basis- und Abteilungspflegesatz) der Fachabteilung gebildet werden. Die Summe wird dann durch die Anzahl der berücksichtigten Krankenhäuser geteilt, man erhält den landesweiten Durchschnittspflegesatz.

Mit diesem Durchschnittspflegesatz kann dann der Gesamtpflegesatz des eigenen Hauses verglichen werden. Multipliziert man den Durchschnittspflegesatz mit der An-

Tab. 8.2: Pflegesatzvergleich auf Landesebene (fiktive Zahlen)

Fachabteilung	Basis PS	Abt. PS	Gesamt PS
Fachabteilung 1	55,67	189,44	245,11
Fachabteilung 2	55,38	181,56	236,94
Fachabteilung 3 (eigenes Haus)	62,35	202,79	265,14
Fachabteilung 4	55,97	182,48	238,45
Fachabteilung 5	56,23	184,62	240,85
Fachabteilung 35	53,12	172,53	225,65
Summe aller Gesamt PS			8.413
Anzahl Fachabteilungen			35
Durchschnitt Gesamt PS			240,37
Vereinbarte BT eigenes Haus			24.000
Eigener Gesamt PS			265,14
Eigenes Budget			6.363.360
Vereinbarte BT eigenes Haus			24.000
Durchschnitt Gesamt PS			240,37
Budget nach Konvergenzphase			5.768.880
Differenz = Erlöschance (+) / Erlösrisiko (−)			−594.480

zahl der vereinbarten Berechnungstage (BT) des eigenen Hauses, so erhält man die Budgetsumme nach der landesweiten Konvergenzphase. Diese Budgetsumme kann mit der Budgetsumme der eigenen Fachabteilung verglichen werden.

Ist die eigene Budgetsumme höher als die Budgetsumme nach der Konvergenzphase, so besteht ein Erlösrisiko durch die Einführung des Neuen Entgeltsystems. Ist die eigene Budgetsumme niedriger als die Budgetsumme nach der Konvergenzphase, so besteht eine Erlöschance.

Bei der Feststellung eines Erlösrisikos besteht ein ökonomischer Druck, innerhalb des eigenen Krankenhauses bis zum Ende der Konvergenzphase Kosten zu reduzieren.

Das Problem bei zukünftigen Kosteneinsparungen ist, dass das Neue Entgeltsystem über einen Leistungsbezug verfügt. Dies bedeutet, dass undifferenzierte Kosteneinsparungen im therapeutischen Bereich möglicherweise zu einer Verschlechterung der Erlössituation des Krankenhauses führen könnten.

Sofern diese Daten für einzelne Krankenhäuser verfügbar sind, könnte das Rechenmodell differenziert werden, indem die vereinbarten Berechnungstage der einzelnen Krankenhäuser in die Durchschnittsberechnung mit einbezogen werden.

Der Durchschnittspflegesatz würde wie folgt ermittelt:

Die Summe der vereinbarten Budgets einer Fachabteilung in einem Bundesland würde durch die Anzahl der über alle Krankenhäuser vereinbarten Berechnungstage geteilt. Man erhält den gewichteten Durchschnittspflegesatz, dieser kann durchaus von dem ungewichteten Pflegesatz abweichen. Die Beurteilung der Erlöschancen oder Risiken erfolgt analog zum dargestellten Berechnungsbeispiel.

Ebenso könnte die Berechnung auch getrennt nach Abteilungs- und Basispflegesätzen erfolgen. Dies hängt davon ab, wie groß die Bandbreite der Pflegesätze innerhalb des Bundeslandes ist. Der Vorteil dieser Methode ist, dass die Erlösrisiken bezogen auf den Basis- und Abteilungsbereich getrennt ermittelt werden können.

Die Höhe der Pflegesätze und somit die Budgets der Fachabteilungen werden von der jeweiligen Patientenstruktur sowie den Personalkostenniveaus (Tarifvertrag, Altersstruktur) der Krankenhäuser, die in den Vergleich eingehen, beeinflusst.

Das vorgestellte Rechenmodell stellt somit eine Vereinfachung dar, basiert allerdings auf heute verfügbaren Daten und ermöglicht eine grobe Einschätzung der zukünftigen Erlöschancen und Risiken.

Benchmarking mittels Vergleich von Fallkosten

„Unter Benchmarking wird ein kontinuierlicher Prozess verstanden, bei dem Produkte und Dienstleistungen (ferner alle möglichen Objekte), der eigenen Unternehmung mit denen des stärksten Mitbewerbers, gemessen und miteinander verglichen werden. Insbesondere wird dieser Prozess mit weltweit führenden Unternehmen durchgeführt."[10]

Als Benchmark wird ein Referenzwert gesucht, dieser dient als Maßstab zum Vergleich und zur Leistungsoptimierung im eigenen Unternehmen. Welcher Referenzwert ist nun für einen Benchmarkvergleich geeignet?

---

[10] Quelle: Jahns, C. Benchmarking, Verlag Wissenschaft und Praxis, S. 2 (2003).

Das Institut für das Entgeltsystem im Krankenhaus (InEK) hat den Auftrag erhalten, ein neues Entgeltsystem für die psychiatrischen und psychosomatischen Klinken zu entwickeln.

Dabei sind bundeseinheitliche Bewertungsrelationen zu entwickeln, d. h. es werden kostenhomogene Patientengruppen gebildet, die zukünftig einer einheitlichen Vergütung unterliegen. Die Bewertungsrelation ist mit Relativgewicht oder Schweregrad gleichzusetzen. Grundlage für die jeweilige Bewertungsrelation sollen die Istkosten der Krankenhäuser, die an der Kalkulation teilnehmen, bilden. Die InEK-Kalkulation ist somit die Grundlage für den Erlös im Neuen Entgeltsystem.

In der InEK-Matrix werden die durchschnittlichen Kosten aller Krankenhäuser nach Kostenartengruppen und Kostenstellenbereichen für eine Bewertungsrelation ausgewiesen. Dabei ist zu beachten, dass sich die ausgewiesenen Kosten auf den richtigen landespezifischen Basisfallwert beziehen müssen und nicht auf den Bundesfallwert, dem Durchschnitt aller Basisfallwerte der Bundesländer.

Diese Verteilung der Kosten in der InEK-Matrix kann als Benchmark verwendet werden. Um einen Vergleich mit der InEK-Matrix anzustrengen, muss das Krankenhaus seine fallbezogenen Kosten kennen.

Dies bedingt den Aufbau einer Kostenträgerrechnung (KTR). Der Aufbau einer Kostenträgerrechnung ist Aufgabe des Controllings, bzw. der Kostenrechnung im Krankenhaus. Ziel der Kostenträgerrechnung ist es, möglichst viele Leistungen mit Fallbezug zu dokumentieren.

Sofern die Kostenträgerrechnung den formalen Anforderungen des InEK genügt, kann das Krankenhaus mit seinen Kalkulationsdaten auch am Kalkulationsverfahren teilnehmen.

Das InEK definiert im Kalkulationshandbuch die formalen Schritte des Kalkulationsverfahrens. Die für die Kalkulation relevanten Kosten sind genau definiert. So sind z. B. die Kosten für die ambulante Krankenversorgung und Aufgaben im Bereich der Forschung und Lehre nicht kalkulationsrelevant. Als Datengrundlage für die Kostenträgerrechnung bzw. die Teilnahme am Kalkulationsverfahren dient der von den Wirtschaftsprüfern testierte Jahresabschluss.

Krankenhäuser, die bereits über eine funktionierende Kostenträgerrechnung verfügen, haben einen Vorteil. So haben es z. B. Allgemeinkrankenhäuser, die bereits für den somatischen Bereich an der InEK-Kalkulation teilnehmen, leichter, für ihre psychiatrische Fachabteilung eine Kostenträgerrechnung aufzubauen.

In psychiatrischen Fachkliniken sind die Erfahrungen mit einer Kostenträgerrechnung bzw. mit dem DRG-System im Allgemeinen nicht so stark ausgeprägt. Anders sieht es aus, wenn diese auch über neurologische Abteilungen verfügen.

Die Kosten des Krankenhauses und auch die Kosten des Einzelfalles gliedern sich nach folgender Tabelle 8.3 in einzelne InEK-Kostenartengruppen.

Die Kostenartengruppe 5 „Sachkosten für Implantate und Transplantate" hat für psychiatrische Kliniken keine Relevanz und wird daher nicht aufgeführt.

Im Vergleich zu somatischen Krankenhäusern ist in der Psychiatrie eine größere Zahl von Berufsgruppen am Behandlungsprozess beteiligt, was durch den Begriff multiprofessionelles Team beschrieben wird.

Daher wurde die Kostenartengruppe 3 weiter ausdifferenziert. So wurde eine eigene Untergruppe für die Psychologen (KA Gr. 3a) und für die Sozialarbeiter (KA Gr. 3b) geschaffen. Die Physio-, Ergo-, Kunst-, Musik-, Tanztherapeuten, etc. wurden unter den

Tab. 8.3: Die Kostenartengruppen nach InEK, Quelle: Handbuch zur Kalkulation psychiatrischer und psychosomatischer Leistungen in Einrichtungen des § 17d KHG, 2010.

Kostenartengruppe	Bezeichnung
1	Personalkosten ärztlicher Dienst
2	Personalkosten Pflege- / Erziehungsdienst
3a	Personalkosten Psychologen
3b	Personalkosten Sozialarbeiter
3c	Personalkosten Spezialtherapeuten
3	Personalkosten des medizinisch-technischen Dienstes und des Funktionsdienstes
4a	Sachkosten für Arzneimittel
4b	Sachkosten für Arzneimittel (Einzelkosten / Istverbrauch)
6a	Sachkosten des medizinischen Bedarfes (ohne Arzneimittel)
6b	Sachkosten des medizinischen Bedarfes (Einzelkosten / Istverbrauch; ohne Arzneimittel)
7	Personal- und Sachkosten der medizinischen Infrastruktur
8	Personal- und Sachkosten der nicht medizinischen Infrastruktur

Spezialtherapeuten (KA Gr. 3c) zusammengefasst. Der Grund für diese Gliederung ist die Kostenhomogenität der Berufsgruppen.

Die Zeitanteile für den direkten Patientenkontakt werden Therapieeinheiten genannt. Eine Therapieeinheit muss mindestens 25 Minuten umfassen. Durch die Dokumentation der Therapieeinheiten können die Personalkosten des therapeutischen Personals (KA Gr. 1–3) den Fällen zugeordnet werden.

Aus den daraus für einen Wochenzeitraum gebildeten OPS sind allerdings keine Rückschlüsse auf die tatsächliche Leistung mehr möglich. Es fehlt der Tagesbezug.

Bei den Spezialtherapeuten sind zudem aus den OPS keine Rückschlüsse mehr auf die leistungserbringende Berufsgruppe möglich.

Daher sollte beim Aufbau einer Kostenträgerrechnung der Fokus auf dem Aufbau einer Erfassung der Therapieeinheiten für alle Berufsgruppen gelegt werden.

Für den Bereich der Arzneimittelkosten (KA Gr. 4) muss eine Einzelkostenerfassung für teure Arzneimittel aufgebaut werden.

Die Kosten des medizinische Bedarfes (KA Gr. 6) umfassen Laboruntersuchungen, medizinische Diagnostik sowie den sonstigen medizinischen Sachbedarf.

Für den Bereich der Laboruntersuchungen und der Diagnostik sollte eine Einzelkostenerfassung aufgebaut werden. Beim sonstigen medizinischen Sachbedarf dürfte sich die Einzelkostenerfassung auf Einzelfälle beschränken.

Idealerweise dokumentieren die krankenhausinternen Leistungsstellen wie das Labor, EEG, Röntgen, MRT, Spezialabor wie Liquorpunktionen etc. ihre Leistungen bereits zum Zeitpunkt der Leistungserbringung im Krankenhausinformationssystem (KIS) mit Fallbezug.

Die Kosten der medizinischen (KA Gr. 7) und nichtmedizinischen Infrastruktur (KA Gr. 8) können nach Pflegetagen auf die Fälle verteilt werden.

Alle Kosten der Kostenartengruppen 1–6, die nicht direkt dem Fall zugeordnet werden können, werden Residualkosten genannt. Über die Höhe der direkten Fallkosten und der Residualkosten wird in der aktuellen Diskussion spekuliert. Nach gegenwärtiger Einschätzung wird das Verhältnis der direkten Fallkosten zu den Residualkosten je nach Berufsgruppe unterschiedlich hoch sein. So ist davon auszugehen, dass in den Berufsgruppen wie der Ergotherapie und der Physiotherapie ein sehr hoher Anteil der Zeitanteile und somit auch der Kosten direkt dem Fall zugeordnet werden können.

Im Pflegedienst hingegen dürfte der Anteil der direkten fallbezogenen Kosten geringer sein. Im Pflegedienst ist von hohen Vorhaltekosten für Nacht- und Wochenenddiensten auszugehen, denen keine Patientenkontakte gegenüberstehen. Hinzu kommt, dass Mitarbeiter des Pflegedienstes viele Kurzkontakte zu den Patienten haben, die kürzer als 25 Minuten dauern und somit nicht kodierungsrelevant sind.

Derzeit gibt es neun Modelle zur Verteilung der Residualkosten auf den Fall, bei denen die Betreuungsintensität des Patienten gewichtet wird. Davon ist ein Modell speziell für die Kinder- und Jugendpsychiatrie, eines für die Psychosomatik entwickelt worden. Die übrigen sieben Modelle beziehen sich auf den Bereich der Psychiatrie, decken aber zum Teil nicht alle Behandlungsbereiche (Allgemeinpsychiatrie, Abhängigkeitskranke, Gerontopsychiatrie) ab.

Im Kalkulationshandbuch werden abweichend vom somatischen Bereich folgende Kostenstellen als leistungserbringende Kostenstellen definiert:

Tab. 8.4: Die Kostenstellenbereiche nach InEK, Quelle: Handbuch zur Kalkulation psychiatrischer und psychosomatischer Leistungen in Einrichtungen des § 17d KHG, 2010.

Station Regelbehandlung
Station Intensivbehandlung
Psychotherapie
Physikalische Therapie
Ergotherapie
Andere Therapie
Kardiologische Diagnostik / Therapie
Endoskopische Diagnostik / Therapie
Radiologie
Laboratorien
Übrige diagnostische und therapeutische Bereiche

Ob die Differenzierung in Stationen der Regelbehandlung, Intensivbehandlung und Psychotherapie sinnvoll ist, wird sich noch erweisen müssen. Eine klare Trennung, wie sie im somatischen Bereich zwischen Intensiv- und Normalstation möglich ist, wird in der Psychiatrie nicht praktikabel sein. Zu vielfältig ist das Leistungsgeschehen auf einer psychiatrischen Station. So können auf einer offenen Station auch Patienten der Intensivbehandlung vertreten sein. Eine klare Trennung zwischen Regelbehandlung und Psychotherapie gibt es auf einer psychiatrischen Station nicht.

Vorteile des Vergleiches von Fallkosten:

Beim Vergleich von Fallkosten handelt es sich um echtes Benchmarking. Die Betrachtung orientiert sich an der Struktur des Neuen Entgeltsystems.

Sie ermöglicht einen Vergleich der krankenhausinternen Kosten mit der InEK-Matrix. Dieser Vergleich kann differenziert nach den InEK-Kostenartengruppen und leistungserbringenden Kostenstellen vorgenommen werden. Dadurch können Optimierungspotentiale identifiziert werden.

Sofern die medizinischen Leistungen fallbezogen dargestellt und verglichen werden können, eröffnet dies auch die Möglichkeit zu medizinisch inhaltlichen Betrachtungen.

Nachteile des Vergleiches von Fallkosten:

Zurzeit sind die Bewertungsrelationen des Neuen Entgeltsystems noch nicht bekannt. Diese werden frühestens im Sommer bzw. im Herbst des Jahres 2012 auf Basis des Kalkulationsjahres 2011 bekannt gegeben.

Aufgrund dieses Umstandes können die Krankenhäuser den Übergangszeitraum für den Aufbau einer Kostenträgerrechnung als geeignetes Instrument zur Beurteilung von Fallkosten nutzen.

9 Literaturverzeichnis

Blum K, Müller U: Enormer Dokumentationsaufwand, Ergebnisse einer Untersuchung des Deutschen Krankenhausinstituts. Deutsches Ärzteblatt, 2003. In: http://www.aerzteblatt.de/v4/archiv/pdf.asp?id=37199. Abrufdatum: 16.05.2011.

Bundesministerium der Justiz: Krankenhausentgeltgesetz (KHEntgG), 2010. In: http://www.gesetze-im-internet.de. Abrufdatum: 16.05.2011. Ebenso in: Gesetze Online, www.buzer.de. Abrufdatum: 16.05.2011.

Bundesministerium der Justiz: Krankenhausfinanzierungsgesetz (KHG), 2009. In: http://www.gesetze-im-internet.de. Abrufdatum: 16.05.2011. Ebenso in: Gesetze Online, www.buzer.de. Abrufdatum: 16.05.2011.

Bundesministerium der Justiz: Psychiatrie-Personalverordnung (Psych-PV), 1994. In: http://www.gesetze-im-internet.de. Abrufdatum: 16.05.2011. Ebenso in: Gesetze Online, www.buzer.de. Abrufdatum: 16.05.2011.

Bundesministerium der Justiz: Sozialgesetzbuch (SGB) Fünftes Buch (V) – Gesetzliche Krankenversicherung, 2011. In: http://www.gesetze-im-internet.de. Abrufdatum: 16.05.2011. Ebenso in: Gesetze Online, www.buzer.de. Abrufdatum: 16.05.2011.

Deutsches Institut für Medizinische Dokumentation und Information (DIMDI): Internationale Klassifikation der Krankheiten, ICD-10-GM. http://www.dimdi.de/static/de/klassi/diagnosen/icd10/htmlgm2011/index.htm. Abrufdatum: 13.06.2011.

Deutsches Institut für Medizinische Dokumentation und Information (DIMDI): Operationen- und Prozedurenschlüssel (OPS), Version 2011. http://www.dimdi.de/static/de/klassi/prozeduren/ops301/opshtml2011/index.htm. Abrufdatum: 13.06.2011.

Euler HU, Dirschedl, P: Deutsche Kodierrichtlinien für die Psychiatrie / Psychosomatik, Kommentierung. KU Gesundheitsmanagement Sonderheft, 2011, 2. JG: 1–33.

Fritze J: Das auf Deutschland angepasste AR-DRG-System als vollpauschalierendes Krankenhaus-Entgeltsystem. Psycho, 2001, 27: 161–167.

Fritze J: Neue Regelungen für Einrichtungen der Psychiatrie und Psychotherapie, Kinder- und Jugendpsychiatrie und -psychotherapie sowie Psychosomatische Medizin und Psychotherapie im Krankenhausfinanzierungsreformgesetz (KHRG). Nervenarzt, 2009, 80: 485–494.

Gramminger S: Kodierfachkräfte – ran ans Krankenbett, das Coder-Casemanagement-Modell. Forum der Medizin-Dokumentation und Medizin-Informatik, 2008, 2: 60–64.

Institut für das Entgeltsystem im Krankenhaus (InEK): Deutsche Kodierrichtlinien für die Psychiatrie / Psychosomatik 2011. In: http://www.g-drg.de/cms/index.php/Psychiatrie_Psychosomatik/Kodierrichtlinien/DKR-Psych_2011. Abrufdatum: 13.06.2011.

Institut für das Entgeltsystem im Krankenhaus (InEK): Kalkulation von Behandlungskosten, Handbuch zur Kalkulation psychiatrischer und psychosomatischer Leistungen in Einrichtungen des § 17d KHG vom 16.11.2010. In: http://www.g-drg.de/cms/index.php/Kalkulation2/Pauschaliertes_Entgeltsystem_Psychiatrie_17d_KHG/Kalkulationshandbuch. Abrufdatum: 16.05.2011.

Institut für das Entgeltsystem im Krankenhaus (InEK): Psych-PV-Eingruppierungsempfehlungen. In: http://www.g-drg.de/cms/index.php/Psychiatrie_Psychosomatik/Psych-PV-Eingruppierungsempfehlungen. Abrufdatum: 13.06.2011.

Jahns C: Benchmarking. Sternenfels: Verlag Wissenschaft und Praxis, 2003.

Kruckenberg P: Zum Fallpauschalensystem aus psychiatrischer Sicht, Stellungnahme der Aktion Psychisch Kranke gegen die Einbeziehung der Krankenhauspsychiatrie in das diagnoseorientierte Fallpauschalensystem, 1999. In: Kunze H, Kaltenbach L, Herausgeber: Psychiatrie-Personalverordnung, 5. Auflage. Stuttgart: Kohlhammer, 2005: 271–275.

Kunze H: DRGs oder Psych-PV? Perspektiven der Kliniken für Psychiatrie und Psychotherapie. Nervenarzt, 2003, 74 (12): 1163–1166.

Kunze H, Kaltenbach L, Kupfer K Herausgeber: Psychiatrie-Personalverordnung, 6. Auflage. Stuttgart: Kohlhammer, 2010.

Robert Koch-Institut in Zusammenarbeit mit dem Statistischen Bundesamt: Ausgaben und Finanzierung des Gesundheitswesens. Gesundheitsberichterstattung des Bundes, 2009, Heft 45. In: http://www.gbe-bund.de/gbe10/ergebnisse.prc_tab?fid=12012&suchstring=themenheft_45 &query_id=&sprache=D&fund_typ=TXT&methode=2&vt=1&verwandte=1&page_ret=0&seite =&p_lfd_nr=1&p_news=&p_sprachkz=D&p_uid=gastd&p_aid=56267002&hlp_nr=3&p_janein =J. Abrufdatum: 13. 06. 2011.

Selbstverwaltungspartner: Vereinbarung über die Einführung eines pauschalierenden Entgeltsystems für psychiatrische und psychosomatische Einrichtungen gemäß § 17d KHG (Psych-Entgeltsystem) vom 30. 11. 2009. In: http://www.gkv-spitzenverband.de/KH_Psychiatrie_Gesetzesauftrag_17_d.gkvnet. Abrufdatum: 16. 05. 2011.

Statistisches Bundesamt: Gesundheitsausgaben in Deutschland von 1994 bis 2009, gestaltbare Tabelle. Gesundheitsberichterstattung des Bundes, 2011. In: http://www.gbe-bund.de/ oowa921-install/servlet/oowa/aw92/dboowasys921.xwdevkit/xwd_init?gbe.isgbetol/ xs_start_neu/&p_aid=3&p_aid=56267002&nummer=322&p_sprache=D&p_indsp=-&p_aid= 8316329. Abrufdatum: 16. 05. 2011.

Stausberg J, Lehmann N, Kaczmarek D, Stein M: Einheitliches Kodieren in Deutschland, Wunsch und Wirklichkeit. Das Krankenhaus, 2005, 8: 657–662.

10 Abkürzungsverzeichnis

Abt. PS	Abteilungspflegesatz
Basis PS	Basispflegesatz
BMG	Bundesministerium für Gesundheit
BPflV	Bundespflegesatzverordnung
BT	Berechnungstage
DIMDI	Deutsches Institut für Medizinische Dokumentation und Information
DKG	Deutsche Krankenhausgesellschaft
DKR	Deutsche Kodierrichtlinien
DKR-Psych	Deutsche Kodierrichtlinien Psychiatrie
DRG	Diagnosis Related Groups
EP	Erwachsenenpsychiatrie
Gesamt PS	Gesamtpflegesatz (Summe aus Basis und Abt. PS)
GKV	Gesetzliche Krankenversicherung (Spitzenverband)
ICD-10-GM	International Classification of Diseases, 10th Revision, German Modification (Internationale Klassifikation der Krankheiten)
InEK	Institut für das Entgeltsystem im Krankenhaus
KHG	Krankenhausfinanzierungsgesetz
KIS	Krankenhausinformationssystem
KJP	Kinder- und Jugendpsychiatrie
KTR	Kostenträgerrechnung
LKA	Leistungs- und Kalkulationsaufstellung
MDK	Medizinischer Dienst der Krankenversicherung
OPS	Operationen- und Prozedurenschlüssel
PIA	Psychiatrische Institutsambulanz
Psych-PV	Psychiatrie-Personalverordnung
SGB	Sozialgesetzbuch
TE	Therapieeinheit
ZIP gGmbH	Zentrum für Integrative Psychiatrie gGmbH

11 Index

www.ingramcontent.com/pod-product-compliance
Lightning Source LLC
Chambersburg PA
CBHW081110220326
41598CB00038B/7300